黄帝内经入门 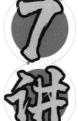讲

周杰 谢新才 主编

全国百佳图书出版单位

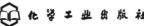

·北京·

图书在版编目（CIP）数据

黄帝内经入门7讲/周杰，谢新才主编. —北京：化学工业出版社，2020.1（2024.11重印）
ISBN 978-7-122-35538-6

Ⅰ.①黄…　Ⅱ.①周…②谢…　Ⅲ.①《内经》-研究　Ⅳ.①R221.09

中国版本图书馆CIP数据核字（2019）第250888号

责任编辑：王新辉　赵玉欣　　　　　装帧设计：关　飞
责任校对：王素芹

出版发行：化学工业出版社（北京市东城区青年湖南街13号　邮政编码100011）
印　　装：北京盛通数码印刷有限公司
710mm×1000mm　1/16　印张11¾　字数203千字　2024年11月北京第1版第5次印刷

购书咨询：010-64518888　　　　　　售后服务：010-64518899
网　　址：http://www.cip.com.cn
凡购买本书，如有缺损质量问题，本社销售中心负责调换。

定　价：49.80元　　　　　　　　　　　　　　　　版权所有　违者必究

编写人员名单

主　　编　周　杰　谢新才
副 主 编　马　赟　王文娟　赵文景
编写人员　（按姓名汉语拼音排序）
　　　　　　董晓英　李冬华　刘文兰　马　赟
　　　　　　王佳佳　王文娟　王智瑜　谢新才
　　　　　　赵文景　周　杰　杨　铮

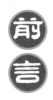

  《素问》《灵枢》合称《黄帝内经》（简称《内经》），为我国现存最早的一部医学典籍，是中医理论的奠基之作。因此，《内经》成为中医各学科的基础，为经典中的经典，也是千百年来习医之人的入门之作。

  《黄帝内经》具有如唐代王冰所言"其文简，其意博，其理奥，其趣深"之特点，由于历史变迁、年代久远，为现代人的研读带来了困扰。有鉴于此，我们在总结首都医科大学内经教研室30余年教学经验的基础上，参阅多个版本的教材、教参，以及历代医家的注家注本，编写了《黄帝内经入门7讲》。

  本书"精选"出《素问》《灵枢》中有代表性的篇章及段落，逐句白话解读经文，同时分析、阐述了其对后世中医理论与临床的指导意义，并配以手绘图表，力求做到翔实、准确、通达、通俗易懂，希望人人都看得懂中医入门级经典——《黄帝内经》。同时本书按照难易程度将内容分为七个部分——初识内经、养生学说、阴阳五行学说、藏象学说、病因病机学说、病证、诊法与治法。希望本书对初学《黄帝内经》之人、热爱中医喜读经典者、研究中医理论的人士有一定帮助，为普及和传承中医经典理论尽一份绵薄之力。

  本书在编写过程中得到了杨宝琴、杨广林、段延萍教授的支持与指导，在此一并致谢！由于我们水平有限，不妥之处在所难免，还请广大读者批评指正。

编 者
2019年10月11日于北京

第 1 讲　初识内经 / 001

《内经》的成书年代 / 001
《内经》的作者 / 002
书名的由来 / 002

第 2 讲　养生学说 / 005

素问·上古天真论 / 005
素问·四气调神大论 / 014

第 3 讲　阴阳五行学说 / 021

素问·阴阳应象大论 / 021

第 4 讲　藏象学说 / 043

素问·灵兰秘典论 / 043
素问·六节藏象论 / 047
素问·五脏别论 / 052
素问·经脉别论 / 055
素问·太阴阳明论 / 058
灵枢·本神 / 064
灵枢·营卫生会 / 074

第 5 讲　病因病机学说 / 087

素问·生气通天论 / 087
灵枢·百病始生 / 101
素问·举痛论 / 110
素问·至真要大论 / 113

第 6 讲　病证 / 121

素问·热论 / 121
素问·咳论 / 130
素问·痹论 / 136
素问·痿论 / 145

第 7 讲　诊法与治法 / 153

素问·脉要精微论 / 153
素问·汤液醪醴论 / 164
素问·阴阳应象大论 / 166
素问·至真要大论 / 175

参考文献 / 181

第1讲 初识内经

　　《黄帝内经》简称《内经》，包括《素问》和《灵枢》两部分。《内经》是我国现存最早的一部医学典籍，是中医理论的奠基之作，为中医的源头。在中国医学史上，许多医家和医学流派的出现，就其学术思想来看，无不源于《内经》。所以被历代医家尊为"医家之宗"，成为学习中医学的必修课。《内经》所以历数千年而不衰，在于其善于吸取中华民族优秀的文化精华，如古代哲学、天文学、地理学、气象学、生物学、物候学、农业、建筑、军事等方面的内容，使《内经》成为一部以医学为主涉及了多学科的鸿篇巨著，受到后世众多医家学者的广泛关注。

《内经》的成书年代

　　关于《内经》成书的年代，历来都有争议。后世学者从历史背景、本书的内容、语言风格、音韵、文字、方言等各方面进行考证，产生了不同的学术观点。

　　(1) 黄帝时期　　依据《内经》中有"黄帝曰"三字，认为是黄帝所作。
　　(2) 战国时期　　依据为《素问》《灵枢》中有很多内容形成于这一时期。
　　(3) 秦汉时期　　依据内容、文字、考古等进行的考证。
　　虽然《内经》成书年代观点各异，但可以肯定的是《内经》的主要内容形成于战国，秦汉以后有补充。现在的观点认为，《内经》最后汇集编纂成书，在公元前1世纪的西汉中后期，并把《史记》和《七略》作为《内经》成编上下限的标志。《史记》是我国第一部通史，记载了上自黄帝，下迄汉武帝长达三千多年的历史。不仅为扁鹊、仓公等医家作传，而且记述了《上下经》《五色诊》《奇咳术（奇恒）》《揆度》等医学著作，唯独未提《内经》之名，而上述古医籍曾被《内经》引证，所以认为《内经》成书在《史记》之后；现存文献中，最早记载《内经》之名的，为东汉班固的《汉书·艺文志》，里边记载有"黄帝内经十八卷"。而《汉书·艺文志》是根据《七略》摘编而成。《七略》是我国第一部目录学文献，早已失传，内容在《汉书·艺文志》中还可以看到。《内经》录入《七略》的时间为西汉末年汉成帝年间。所以，《内经》成书应在《史记》之后，《七略》之前，即公元前1世纪的西汉中后期。

《内经》的作者

关于《内经》的作者，在分析成书年代时可以看出，《内经》不是一个时代、一个地方的医学成就，也不可能出自一人之手，更不可能是黄帝所作，书名称黄帝仅是托名而已。它是相当长的时期内，许多医家医学经验的汇编，相当于一部论文集。

书名的由来

黄帝：历代人们以自己是炎黄子孙为荣，为了追本溯源，常把一些文物制度都推源于黄帝。书名冠以"黄帝"二字，仅是托名而已，为了证明自己学有根本，引起后人重视。

内经：经，经典。张介宾："经者，载道之书也。"陆德明《经典释文》："经者，常也，法也，径也，由也。"古人把有一定法则和规范意义，必须学习和掌握之书称为"经"。《内经》阐述的医学原理和法则，正是后人学习中医学的常规与典范，也是认识人体生理病理的必由之路；内，与"外"相对而言。《汉书·艺文志》载有医经七家，即《黄帝内经》《黄帝外经》《扁鹊内经》《扁鹊外经》《白氏内经》《白氏外经》《白氏旁篇》。除《黄帝内经》，其他经书均已失传。从所载书目看，"内"仅是对书目的分类。

素问：最早记载《素问》之名的，是东汉末年张仲景的《伤寒杂病论·序》。"素问"的含义有：①源自哲学。全元起："素者，本也；问者，黄帝问岐伯也。方陈性情之源，五行之本，故曰《素问》。"素问，即问疾病之源，五行之本。《新校正》："按《乾凿度》云：'夫有形者生于无形，故有太易，有太初，有太始，有太素。太易者，未见气也；太初者，气之始也；太始者，形之始也；太素者，质之始也。'气形质具，而疴瘵由是萌生，故黄帝问此太素质之始也，《素问》之名义或由此。"事物的发生，从无形到有形分四个阶段。太易、太初、太始、太素是阴阳五行学说的内容，属古代哲学的范畴，后引入医学领域。《素问》的内容正是从天地宏观角度，把同属于哲学范畴的精气学说和阴阳五行学说有机地结合起来，用来解释、论证天人相应的关系，以及人的生理病理等问题。"素问"的"素"，源于"太素"的"素"。素问，即问"质之始"，引申为对人体生理、病理等问题的发问。②平素问答之义。把黄帝与岐伯等人平素问答的内容记录下来，整理成篇而得名。两说可互参。

灵枢：《灵枢》又称《灵枢经》。《灵枢》最早称《九卷》《针经》。

"九卷"的含义，丹波元胤《医籍考》："盖东汉以降，《素问》既亡第七一卷，不然则《素问》亦当称《九卷》尔。"古本《素问》原来也为九卷，东汉以后《素问》丢了一卷（第七卷），只剩下八卷。《九卷》之名，相对于《素问》八卷而言，以卷数作为书名；"针经"的含义，皇甫谧将《九卷》更名为《针经》，是取《九卷》第一篇《九针十二原》中"先立针经"之意，即先创立针经；"灵枢"的含义，王冰将《针经》更名为《灵枢》，多数医家认为与他本人信道有关。王冰崇信道教、信奉道家。道教经书《道藏》一书，里面有许多带"灵""枢"字的经卷。

第2讲 养生学说

素问·上古天真论（节选）

【篇名解释】

上古，远古。人类生活的早期时代，即有文字记载以前的时代。**天真**，先天真气。因真气本于先天，故曰天真，为最原始、最根本的气，又称元气、真元之气；由肾中精气所化，又称肾气。

本篇论先天真气在人生命过程中的重要作用及调养先天真气摄生防病、防止早衰的道理，并脱于上古，故名篇。

一、养生的法则及意义

【导读】

本篇为《素问》的第一篇，首篇即论养生，可见作者对养生防病重要性的认识。正如张介宾所云："人之大事，莫若死生，能葆其真，合乎天矣，故首曰摄生类。"文中对比古今夭寿之异，强调了养生的重要性，提出"法于阴阳，和于术数，食饮有节，起居有常，不妄作劳"的养生法则，以及"形与神俱，尽终其天年"的养生最高标准及意义。同时指出早衰的主要原因是"以妄为常"，包括"以酒为浆""醉以入房""起居无节"，并最终导致"形神相失，半百而衰"。这一养生理论对后世中医养生学、老年病学有指导意义。

【原文】

昔在黄帝，生而神灵，弱而能言，幼而徇齐，长而敦敏，成而登天。乃问于天师曰：余闻上古之人，春秋皆度百岁，而动作不衰；今时之人，年半百而动作皆衰者，时世异耶？人将失之耶？

岐伯对曰：上古之人，其知道者，法于阴阳，和于术数，食饮有节，起居有常，不妄作劳，故能形与神俱，而尽终其天年，度百岁乃去。今时之人不然也，以酒为浆，以妄为常，醉以入房，以欲竭其精，以耗散其真，不知持满，不时御神，务快其心，逆于生乐，起居无节，故半百而衰也。

【解析】

昔在黄帝，生而神灵，弱而能言，幼而徇齐，长而敦敏，成而登天：形容黄帝智力超群，品德高尚。**生而神灵**：生，生命之始。生下来就聪明之至。**弱而能言**：弱，婴幼之年。婴幼之年语言发育较早。**幼而徇齐**：幼，年少之时。徇齐，疾速、敏慧。少年之时思维敏捷，反应迅速。**长而敦敏**：长，青年时期。青年时期敦厚敏达。**成而登天**：成，成年以后。成年以后登上了天子之位。生、弱、幼、长、成，是对人体生长发育几个阶段的划分。

乃问于天师曰：余闻上古之人，春秋皆度百岁，而动作不衰：天师，指岐伯。所谓上古之人，是作者的理想寄托，反映出作者厚古薄今的思想。**春秋**，指年龄。上古之人，都能活到一百多岁，而动作仍然不现衰老。

今时之人，年半百而动作皆衰者，时世异耶？人将失之耶？：耶，疑问词。**人将失之耶？**胡澍注："当作'将人失之耶'"，与下文"**将天数然也**"语法相同。**将**，还是。**失**，违背。现在的人，五十岁左右动作就都衰老了，是时代不同了呢？还是人们违背了养生之道呢？

岐伯对曰：上古之人，其知道者：道，养生之道。上古那些懂得养生之道的人。

法于阴阳：法，效法。效法自然界寒暑往来的阴阳变化的规律。

和于术数：恰当地运用各种养生方法。和，调和，引申为恰当运用。**术数**，张介宾注："修身养性之法。"张志聪注："调养精气之法也。"指养生的方法，如导引、按跷、吐纳等。养生术种类繁多，门派各异，有特定的方法和技术,需指导方能正确掌握(图2-1)。

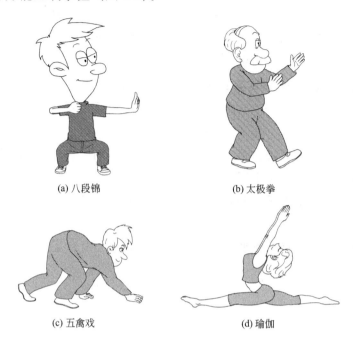

(a) 八段锦　　(b) 太极拳

(c) 五禽戏　　(d) 瑜伽

图 2-1　和于术数图

食饮有节：有节,合理。合理饮食能补益精气,反之则伤害人体,成为致病因素。《素问·痹论》:"饮食自倍,肠胃乃伤。"《灵枢·五味》:"谷不入,半日则气衰,一日则气少矣。"孙思邈:"常欲令如饥中饱,饱中饥耳。"

起居有常：常,常度,规律。生活起居有规律,即按时起居,以适应自然规律。

不妄作劳：妄,乱,违背常规之义。**作劳**,即劳作,包括劳力、劳心、房劳,即不违背常规的劳作,过劳则耗伤精气。以上为长寿之人必须遵守的养生法则。

故能形与神俱,而尽终其天年,度百岁乃去：形,形体。**神**,精神。**俱**,范围副词,全也,一也,引申为和谐。姚止庵注:"形者神所依,神者形所根,神形相离,行尸而已。故惟知道者,为能形与神俱。"**天年**,天赋的寿命,即自然寿命。《尚书》:"一曰寿,百二十岁也。"认为人的自然寿命为120岁。所以能够形神统一,就可活到自然寿命,度过百岁才离去。

以上论养生的意义。古人认为"形与神俱,尽终其天年"是养生的最高境界。"形与神俱",也反映出《内经》形神统一的学术观点。

今时之人不然也：现在的人就不是这样了。将今时之人与上古之人的养生方法进行对比。战国时期战乱不断，失候、失学者多，也有作者厚古薄今的思想。

以酒为浆，以妄为常，醉以入房：浆，泛指饮料。把酒当作饮料来饮，形容嗜酒无度，伤脾以损生气之源。妄，乱、反常。把反常的生活方式当作正常的生活方式。酒醉后肆行房事，伤肾以伐精气之本。

以欲竭其精，以耗散其真：欲，色欲、恣情纵欲。**竭其精**，体内阴精竭绝。耗，《甲乙经》作"好"。由于恣情纵欲使体内阴精竭绝，由于不正当的嗜好而使真元散失。

不知持满，不时御神：持，保持。满，盈满。时，善也。御，用也。不懂得保持精气的盈满，不善于调摄精神。

务快其心，逆于生乐：务，致力、贪图。逆，违背。贪图一时的快乐，而违背了养生的乐趣。

起居无节，故半百而衰也：节，规律。生活起居没有规律，所以50岁左右就衰老了。

【导读】

下面的经文进一步强调，养生防病要主动适应自然和重视调养神志。外感、内伤均为发病的主因，养生应从内外两方面入手，防病于未然，保全真气，尽终其天年。对外主动适应自然，"虚邪贼风，避之有时"；对内重视调养神志，由于内伤病因更为复杂，常与人们的不良生活方式有关，所以，一方面要"恬惔虚无"调和情志，以及"志闲而少欲，心安而不惧""美其食，任其服，乐其俗，高下不相慕"，使心态闲静，杂念排除，情绪稳定，真气调和；另一方面要"精神内守"调节意志，使神不外驰，真气充盛，预防疾病，延缓衰老。

【原文】

夫上古圣人之教下也，皆谓之虚邪贼风，避之有时，恬惔虚无，真气从之，精神内守，病安从来。是以志闲而少欲，心安而不惧，形劳而不倦，气从以顺，各从其欲，皆得所愿。故美其食，任其服，乐其俗，高下不相慕，其民故曰朴。是以嗜欲不能劳其目，淫邪不能惑其心，愚智贤不肖，不惧于物，故合于道。所以能年皆度百岁而动作不衰者，以其德全不危也。

【解析】

夫上古圣人之教下也，皆谓之虚邪贼风，避之有时：圣人，对养生之道有高度修养的人。《新校正》注："按全元起注本云：'上古圣人之教也，下皆为之。'《太素》《千金》同。"即对于上古圣人的教诲，人们都遵照施行。**虚邪贼风**，四时不正之气，泛指异常气候和外来致病因素。**避之有时**，及时避开它。根据四时气候的变化规律，及时预防虚邪贼风对人体的侵袭。"**虚邪贼风，避之有时**"，是在"**法于阴阳**"的指导下，对外养生的具体方法。

恬惔虚无，真气从之：**恬惔**，安静淡泊。**虚无**，心无杂念和妄想。**真气**，正气。从，顺从、调和之义。思想安闲清静，没有杂念，则正气调和。

精神内守，病安从来：**精神**，属狭义之神的范畴，即精神、意志。**内守**，守持于内。精神守持于内而不耗散，神不外驰，疾病还会从哪里发生呢？《灵枢·本脏》："志意者，所以御精神，收魂魄，适寒温，和喜怒者也。""志意和则精神专直，魂魄不散，悔怒不起，五脏不受邪矣。"可见，精神意志在养生防病过程中具有重要作用。"**恬惔虚无**"和"**精神内守**"是神志调养的两个重要方面。

是以志闲而少欲，心安而不惧，形劳而不倦：思想安闲而少贪欲，心境安定而无恐惧之感，形体劳作却不感到疲倦。

气从以顺，各从其欲，皆得所愿：**气**，真气。**从、顺**，顺从、顺畅。**以**，而也。**气从以顺**，真气因而调顺。每个人都能根据自己的要求，达到自己的愿望，即随心所欲，因为欲望很少。

故美其食，任其服，乐其俗：语法为意动用法。**任**，随便。吃什么食物都觉得味美，穿什么衣服都觉得舒适，在什么样的风俗习惯中生活，都觉得快乐。

高下不相慕，其民故曰朴：**高**，地位尊贵。**下**，地位卑贱。无论什么地位的人，都安于本位，不相互倾慕。**曰**，语助词。**朴**，质朴、敦厚。这些人都很朴实敦厚。

是以嗜欲不能劳其目，淫邪不能惑其心：嗜好贪欲不能烦劳他的视觉，淫乱之事不能惑乱他的心神。

愚智贤不肖，不惧于物，故合于道：**愚**，不聪明的人。**智**，聪明的人。**贤**，有才能的人。**不肖**，无才能的人。**道**，养生之道。这些人不为外物所惊扰，因而符合养生之道。

所以能年皆度百岁而动作不衰者，以其德全不危也：他们所以能活百岁而动作不现衰老，是因为全面实施养生之道并有得于心，所以不受衰老之危害。**德**，同"得"，养生而有得于心。**全**，全面实施养生之道。

二、肾气与发育生殖的关系

【导读】

下段经文突出了先天真气即肾气在生命生长、衰老、生殖过程中的主导作用，与先天遗传因素有关。《内经》总的来说重视后天之气，只有此篇专论先天。《难经》继承了这一观点，重视先天并提出命门学说。临床依据肾气理论，治疗五迟、五软、阳痿、遗精、不孕、不育、胞宫发育不全等多从肾论治。此外，天癸与肾气关系密切，天癸有促进发育及决定生殖机能盛衰、决定性机能强弱、促进第二性征形成之功用，天癸的盛衰，取决于肾气的盛衰。文中以七、八作为基数，对生长发育生殖的阶段进行了划分，七、八之数是古人从长期的生活、医疗实践中总结出来的，如《素问·阴阳应象大论》中人的生长衰老过程以十年为一节，《论语·为政》的"吾十有五而志于学，三十而立，四十而不惑，五十而知天命，六十而耳顺，七十而从心所欲，不逾矩"，以及本篇开篇之生、弱、幼、长、成，同为对生命过程的阶段性认识。

【原文】

帝曰：人年老而无子者，材力尽邪？将天数然也？

岐伯曰：女子七岁，肾气盛，齿更发长。二七而天癸至，任脉通，太冲脉盛，月事以时下，故有子。三七，肾气平均，故真牙生而长极。四七，筋骨坚，发长极，身体盛壮。五七，阳明脉衰，面始焦，发始堕。六七，三阳脉衰于上，面始焦，发始白。七七，任脉虚，太冲脉衰少，天癸竭，地道不通，故形坏而无子也。丈夫八岁，肾气实，发长齿更。二八，肾气盛，天癸至，精气溢写，阴阳和，故能有子。三八，肾气平均，筋骨劲强，故真牙生而长极。四八，筋骨隆盛，肌肉满壮。五八，肾气衰，发堕齿槁。六八，阳气衰竭于上，面焦，发鬓颁白。七八，肝气衰，筋不能动。八八，天癸竭，精少，肾脏衰，形体皆极，则齿发去。肾者主水，受五脏六腑之精而藏之，故五脏盛乃能写。今五脏皆衰，筋骨解堕，天癸尽矣。故发鬓白，身体重，行步不正，而无子耳。

帝曰：有其年已老而有子者，何也？

岐伯曰：此其天寿过度，气脉常通，而肾气有余也。此虽有子，男不过尽八八，女不过尽七七，而天地之精气皆竭矣。

帝曰：夫道者，年皆百数，能有子乎？

岐伯曰：夫道者，能却老而全形，身年虽寿，能生子也。

【解析】

帝曰：人年老而无子者，材力尽邪？将天数然也？：无子，无生殖能力。**材力**，精力、生殖能力。**尽**，竭、衰竭。**邪**，同耶，表示疑问。**将**，或然之辞，抑、还是。**天数**，自然寿数，同天年。人到老年就丧失了生育能力，是精力衰竭的原因呢？还是到了生长衰老的自然限度了呢？

岐伯曰：女子七岁，肾气盛，齿更发长：女子七岁、男子八岁，是古人根据男女两性发育过程的差异所总结出来的大约的基数。**肾气**，先天真气。先天之精来源于父母，藏于肾，肾精化为肾气，肾是促进生长发育的脏器。**齿更**，更换牙齿。七八岁时乳牙脱落，被恒牙代替。齿为骨之余，而肾主骨。7岁左右，肾气开始旺盛，乳牙开始更换，头发也日益增长。发为血之余，头发的生机虽来源于血，但精血可互生。发之精华根于肾，常反映肾中精气的盛衰。

二七而天癸至，任脉通，太冲脉盛，月事以时下，故有子：天癸，肾气充盛产生的促进生殖功能发育、成熟、旺盛的精微物质。**天**，先天。**癸**，癸水，为十天干之一。十天干中壬癸五行属水，其中壬为阳水，癸为阴水。**天癸**，即先天阴水，也称阴精，藏于肾精之中。**至**，极也，充盛之意。**任脉**，起于胞中，主胞胎。**太冲脉**，即冲脉，也起于胞中，为血海。**月事**，月经。冲任二脉与女子月经及生殖机能关系密切，14岁左右天癸充盛，冲任之血旺盛，月经按时来潮，有了生殖能力；妊娠期间，冲任之血供养胎儿，月经停止；哺乳期间，冲任之血化为乳汁，月经停止；七七天癸竭，冲任之血亏虚，女子绝经，没有了生育能力。冲任二脉与男子的关系原文没有提及，但不能认为冲任与男子无关，男子同样离不开冲任二脉，这一点《灵枢·五音五味》中有明确论述。

三七，肾气平均，故真牙生而长极：平均，充满之意。**真牙**，智齿。**长极**，发育完全、成熟。21岁，肾气充满，智齿长出，生长发育成熟了。

四七，筋骨坚，发长极，身体盛壮：四七为鼎盛时期，以后物极必反。28

岁，筋骨坚强有力，头发的生长到了极度，身体也到了最壮盛的时期。

以上为女子肾气盛的四个阶段，即一七、二七、三七、四七。下为女子肾气衰的三个阶段，即五七、六七、七七。

五七，阳明脉衰，面始焦，发始堕：焦，通"憔"，憔悴。**堕**，脱落。女为阴体，不足于阳，故35岁，从阳开始衰，并先从阳明经开始衰疲。因为阳明经为多气多血之经，手足阳明经上行于面。气血不能上荣于面，则面容憔悴。发为血之余，血不养发，则头发脱落。紧接着三阳脉开始衰疲。因为三阳经都行于面部，故曰三阳脉衰于上。

六七，三阳脉衰于上，面始焦，发始白：42岁，三阳经脉气血衰弱，面部已经憔悴，头发也开始变白。

七七，任脉虚，太冲脉衰少，天癸竭，地道不通，故形坏而无子也：竭，干枯、尽竭。**地道不通**，月经停止来潮。49岁，任脉空虚，冲脉气血衰少，天癸竭尽，月经停止来潮，所以形体衰老，没有生殖能力了。

丈夫八岁，肾气实，发长齿更：丈夫，原指成年男子，这里作男子代称。周制八寸为一尺，八尺为一丈。人长八尺叫丈夫。男子8岁，肾气不断充实，头发增长，开始更换牙齿。

二八，肾气盛，天癸至，精气溢写，阴阳和，故能有子：写，通泻。**精气溢写**，生殖之精盈满而外泻。**阴阳和**，男女两性交合，一说指男女阴阳气血调和。16岁，肾气旺盛，天癸充盛并发挥作用，性机能成熟，精气盈满而外泻。此时如两性交合，便能生育子女。

三八，肾气平均，筋骨劲强，故真牙生而长极：24岁，肾气充满，筋骨强劲有力，所以智齿长出，生长发育成熟。

四八，筋骨隆盛，肌肉满壮：32岁，筋骨更加强盛，肌肉丰满强壮，全身发育到了顶点。

男子肾气盛也有四个阶段，即一八、二八、三八、四八。肾气衰同样有四个阶段，即五八、六八、七八、八八。

五八，肾气衰，发堕齿槁：男子衰老从肾开始。男子属阳，阳有余而阴不足，且男子数脱于精，肾藏精，所以衰老从肾开始。40岁，肾气开始衰退，头发脱落，牙齿枯槁。

六八，阳气衰竭于上，面焦，发鬓颁白：阳气，三阳经气。**竭**，《针灸甲乙经》

无此字。三阳经皆行于头面，故曰**阳气衰竭于上**，这是肾脏精气衰的进一步表现。**鬓**，两颊旁的头发。**颁**，通斑。48岁，三阳经脉衰于上部，面部憔悴，发鬓开始花白。

七八，肝气衰，筋不能动：肾衰则肝也衰。五十六岁，肝气衰，筋骨运动不灵便了。

八八，天癸竭，精少，肾脏衰，形体皆极，则齿发去："天癸竭，精少，肾脏衰，形体皆极"，此十二字原在"七八，肝气衰，筋不能动"句后，今据丹波元简《素问绍识》移此。**极**，尽。六十四岁，由于天癸枯竭，精气衰少，肾脏功能衰退，身体各部分都衰竭了，所以牙齿、头发也脱落了。

肾者主水，受五脏六腑之精而藏之，故五脏盛乃能写：主水，指肾藏精的功能。**受**，接受。肾主藏精的功能，接受五脏六腑之精而藏之，故五脏精气盛，才能泻藏于肾，阐明了肾与五脏六腑的关系。

今五脏皆衰，筋骨解堕，天癸尽矣：现在五脏都已衰败，筋骨懈怠无力，天癸也已竭尽。

故发鬓白，身体重，行步不正，而无子耳：所以发鬓全白，身体沉重活动不便，走路不稳，没有生殖能力了，继论五脏皆衰的表现。

帝曰：有其年已老而有子者，何也？：有的人年纪已经老了，却还有生育能力，这是什么道理呢？

岐伯曰：此其天寿过度，气脉常通，而肾气有余也：**常**，通尚，仍然之意。这是他的自然寿命超过常度，气血经脉仍然畅通，肾气有余的原因。

此虽有子，男不过尽八八，女不过尽七七，而天地之精气皆竭矣：不过尽，不超过。**天地**，男女。**精气**，生殖之精气。这种人虽年老仍有生殖能力，但一般男子不超过 64 岁、女子不超过 49 岁，因为人的生殖之精气都已经枯竭了。

帝曰：夫道者，年皆百数，能有子乎？：道者，懂得养生之道的人。懂得养生之人，都能活到百岁，还有生殖能力吗？

岐伯曰：夫道者，能却老而全形，身年虽寿，能生子也：却老而全形，防止衰老保全形体。**身**，代词。懂得养生之人，能防止衰老保全形体，虽然高年但仍有生育的可能。此论年老有子在于肾气有余。人年老生殖能力逐渐衰退，近七七、八八生育子女的可能性很小，但有人仍具生殖能力。因为一方面，先天禀赋盛，肾气有余；另一方面，养生得法，衰老延缓，推迟了天癸衰竭的时间。

素问·四气调神大论

【篇名解释】

四气，春夏秋冬四时气候。**调神**，调摄保养精神。**四气调神**，即顺应四时，调形养神，而达健身防病之目的。**大论**，《素问》中篇名冠以大论的，除有关运气学说的七篇外，只有本篇和《阴阳应象》。而《素问直解》认为本篇"大论"二字系"旧本误传"，并将篇名直接改为《四气调神篇》，"四气调神者，随春夏秋冬四时之气，调肝心脾肺肾五脏之神志也。君臣问答，互相发明则曰论；无君臣之问答则曰篇，余皆仿此。"可从。

一、顺应四时养生的方法

【导读】

本段经文提出了四时的生长收藏规律，并示范性地论述了顺时养生的要点和方法。以春季为例，其生长规律为"发陈"，养生要点为"养生"之气"以使志生"，养生方法包括"夜卧早起，广步于庭，披发缓形"的生活起居养生和"生而勿杀，予而勿夺，赏而勿罚"的精神意志养生。若违背四时阴阳的变化规律，就会损伤当令所主脏腑，提供给下一季节脏腑之气的条件不足，而发生其相应脏腑的病变，如春季肝气当令，春不"养生"之气，则"奉长者少"，夏季所生心病"为寒变"。这一观点体现了中医学"天人相应"的整体观，以及预防医学的思想。

【原文】

春三月，此谓发陈。天地俱生，万物以荣，夜卧早起，广步于庭，被发缓形，以使志生，生而勿杀，予而勿夺，赏而勿罚。此春气之应，养生之道也。逆之则伤肝，夏为寒变，奉长者少。

【解析】

春三月，此谓发陈：春三月是阳气生发、万物复苏、生命萌发的时令。**春**

三月，立春到立夏前一日这段时间，三个月分别为孟春、仲春、季春。以下夏、秋、冬三月均仿此。**发**，生发。**陈**，布陈。**发陈**，植物萌生的自然景象。

天地俱生，万物以荣：天地自然都具有生气，万物欣欣向荣。

夜卧早起，广步于庭，被发缓形（图 2-2）：此时应夜卧早起，即晚睡早起（春夏晚睡早起，秋季早睡早起，冬季早睡晚起），在庭院中漫步，披散头发，解开衣带，舒缓形体。**被**，通披。古人平时头发束起，衣服用带子系紧，为了适应春生之气，所以要披发缓形。

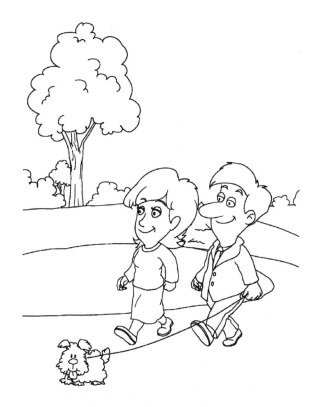

图 2-2 广步于庭，被发缓形

以使志生，生而勿杀，予而勿夺，赏而勿罚：通过调摄精神，保持情志舒畅，以适应春生之气。保持万物的生机，不要滥行杀伐，多施与少敛夺，多奖励少惩罚。因为**生、予、赏**的神志活动顺应春季阳气生发的特性，**杀、夺、罚**的神志活动违背春季阳气生发的特性。

此春气之应，养生之道也：这是适应春季的特性，保养春生之气的方法。下文"养长之道""养收之道""养藏之道"皆仿此。

逆之则伤肝，夏为寒变，奉长者少：**逆之**，违背春季养生之气。**伤肝**，因为春季由肝所主，所以此时易伤肝。**寒变**，寒性病变。若违背了春季养生之气，就会损伤肝脏，春季失于调摄，生长之气不足，到了夏季易发生寒性病变。吴昆注："肝象木，旺于春，肝气既伤，则夏火为木之子，无以受气，故病生于夏而为寒变。"**奉**，供给、滋养。**奉长者少**，春生提供给夏长之气的条件不足，因夏长以春生为条件。下文"**奉收者少**"指夏长提供给秋收的条件不足，"**奉藏者少**"指秋收提供给冬藏的条件不足，"**奉生者少**"指冬藏提供给春生的条件不足。每一个季节都以上一个季节的养生为前提条件。姚止庵注："奉者，自下与上，从此达彼之辞。天地之气，生发于春，长养于夏，收敛于秋，归藏于冬，缺一不可，倒置不可。冬之藏，秋所奉也；秋之收，夏所奉也；夏之长，春所奉也；春之生，冬所奉也。苟不能应春而反逆其生发之气，至夏自违其融和之令，是所奉者少也。"

【原文】

夏三月，此谓蕃秀。天地气交，万物华实，夜卧早起，无厌于日，使志无怒，使华英成秀，使气得泄，若所爱在外。此夏气之应，养长之道也。逆之则伤心，秋为痎疟，奉收者少，冬至重病。

【解析】

夏三月，此谓蕃秀：蕃秀，繁茂秀美。夏三月是万物繁茂秀美的时令。

天地气交，万物华实：华，开花。实，果实。天地阴阳之气交合，万物繁茂充实。

夜卧早起，无厌于日：应晚睡早起，不要厌恶长日。

使志无怒，使华英成秀，使气得泄，若所爱在外：华英，精神。秀，秀丽，此有旺盛之义。**华英成秀**，精神旺盛饱满。使情志保持愉快，不要发怒，使人的精神旺盛饱满，以适应夏气成其秀美，使气机宣畅，通泄自如，要神情外向，对外界事物有浓厚兴趣。

此夏气之应，养长之道也：这是适应夏季的特性，保护长养之气的方法。

逆之则伤心，秋为痎疟，奉收者少，冬至重病：若违背了夏长之气，就会损伤心脏，提供给秋收之气的条件不足，到了秋季易发生疟疾。**痎疟**，泛指疟疾，是夏季失于养长，心气受伤，暑气乘虚而入，至秋新凉外束，寒热交争所致。**冬至重病**，丹波元简注："据前文例，四字恐剩文。"可参。

【原文】

秋三月，此谓容平。天气以急，地气以明，早卧早起，与鸡俱兴，使志安宁，以缓秋刑，收敛神气，使秋气平，无外其志，使肺气清。此秋气之应，养收之道也。逆之则伤肺，冬为飧泄，奉藏者少。

【解析】

秋三月，此谓容平：容，生态、相貌。**平**，平定。**容平**，秋季万物成熟、形态平定不再生长的自然景象。秋三月是万物成熟的时令。

天气以急，地气以明：秋季风清劲急，万物萧条，山川清肃景净。

早卧早起，与鸡俱兴：比喻人的卧起，和鸡的活动时间相同。家鸡黄昏时入舍，天亮时活动。

使志安宁，以缓秋刑，收敛神气，使秋气平，无外其志，使肺气清：秋气肃杀，万物收敛，故称"**秋刑**"。使神志安宁平静，以避秋季肃杀之气，收敛神气而不外露，从而使肺气清肃。"**收敛神气**"与"**无外其志**"义近，"**使秋气平**"与"**使肺气清**"义同。

此秋气之应，养收之道也：这是适应秋季的特性，保养收敛之气的方法。

逆之则伤肺，冬为飧泄，奉藏者少：若违背了秋收之气，就会伤肺，提供给冬藏之气的条件不足，到了冬季易发生飧泄。**飧泄**，泄出未消化的食物，又称完谷不化的泄泻。张介宾注："肺属金，王于秋。秋失所养，故伤肺，肺伤则肾水失其所生，故当冬令而为肾虚飧泄。"

【原文】

冬三月，此谓闭藏。水冰地坼，无扰乎阳，早卧晚起，必待日光，使志若伏若匿，若有私意，若已有得，去寒就温，无泄皮肤，使气亟夺。此冬气之应，养藏之道也。逆之则伤肾，春为痿厥，奉生者少。

【解析】

冬三月，此谓闭藏：闭藏，冬季阳气内伏、万物潜藏的自然景象。冬三月是万物潜藏的时令。

水冰地坼，无扰乎阳：坼，音 chè，裂开。冬季水寒成冰，大地龟裂，不要扰动阳气。

早卧晚起，必待日光：要早睡晚起，必待日光照耀时再起。

使志若伏若匿，若有私意，若已有得，去寒就温（图 2-3），**无泄皮肤，使气亟夺**：亟，音 qì，频数、屡次。使神志内藏，安静自若，如有隐私不能外泄，如获心爱之物而喜，躲避寒冷，求取温暖，冬季不要使皮肤过多出汗，导致阳气频繁耗损。

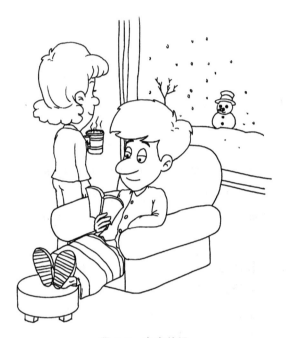

图 2-3　去寒就温

此冬气之应，养藏之道也：这是适应冬季的特性，保养收藏之气的方法。

逆之则伤肾，春为痿厥，奉生者少：痿厥，四肢软弱无力而逆冷的病证，包括痿证和厥证。若违背了冬藏之气，就会损伤肾脏，提供给春生之气的条件不足，到了春季易发生痿厥。

二、春夏养阳、秋冬养阴

【导读】

在前文四时养生规律、要点、方法的基础上，提出：①"春夏养阳，秋冬养阴"的养生原则。这一顺时养生原则是依据四时阴阳为"万物之根本"，并综合春养生气、夏养长气、秋养收气、冬养藏气的养生要点提出的。本义指春夏顺应生长规律调养阳气，秋冬顺应收藏规律调养阴气。历代医家从不同角度，对其从理论到临床的阐释与发挥，又丰富发展了《黄帝内经》养生理论。②"不治已病治未病"的防治原则。其包含未病先防、既病防变两个方面。前文所论顺应四时阴阳调养神志，也是治未病思想的具体体现。《难经·七十七难》"所谓治未病者，见肝之病，则知肝当传之与脾，故先实其脾气，无令得受肝之邪"、张仲景《金匮要略》的"夫治未病者，见肝之病，知肝传脾，当先实脾"，均为结合脏腑生克制化规律，制定的既病防变措施，受《黄帝内经》治未病思想的影响。

【原文】

夫四时阴阳者，万物之根本也。所以圣人春夏养阳，秋冬养阴，以从其根，故与万物沉浮于生长之门。逆其根，则伐其本，坏其真矣。故阴阳四时者，万物之终始也，死生之本也，逆之则灾害生，从之则苛疾不起，是谓得道。道者，圣人行之，愚者佩之。从阴阳则生，逆之则死，从之则治，逆之则乱。反顺为逆，是谓内格。

是故圣人不治已病治未病，不治已乱治未乱，此之谓也。夫病已成而后药之，乱已成而后治之，譬犹渴而穿井，斗而铸锥，不亦晚乎！

【解析】

夫四时阴阳者，万物之根本也：四时阴阳的变化，是自然万物生存的根本。

所以圣人春夏养阳，秋冬养阴，以从其根：圣人，懂得养生之道的人。**养**，治也，调养、保养。"**春夏养阳，秋冬养阴**"为顺应四时阴阳养生的重要原则。**以**，而。**根**，根本，指四时阴阳。所以懂得养生的人，春夏要顺应自然界生长规律调养阳气，秋冬要顺应收藏规律调养阴气，而顺应四时阴阳这个万物的根本。因为春夏属阳，生、长也属阳，同气相求，所以春夏要养阳，养阳即养生、养长；秋冬属阴，收、藏也属阴，同气相求，所以秋冬要养阴，养阴即养收、养藏。

故与万物沉浮于生长之门：沉浮，升降、运动。门，门径、道路。生长之门，生命之道路。所以圣人与自然万物一样，能在生命的道路上运动不息。

逆其根，则伐其本，坏其真矣：其，四时阴阳。如果违背了四时阴阳这个万物的根本，就会戕伐生命的阴阳，破坏真元之气。

故阴阳四时者，万物之终始也，死生之本也：所以四时阴阳是万物盛衰、存亡的根本。**终始、死生**，义同。

逆之则灾害生，从之则苛疾不起，是谓得道：苛，通疴，病也。**苛疾**，疾病。**得道**，符合养生的法则。违逆四时阴阳，就会产生灾害，顺从四时阴阳，就不会发生疾病，这样便是符合养生之道。

道者，圣人行之，愚者佩之：佩，通悖，违背、违反。对于养生之道，圣人能够加以实行，愚人则时常违背。

从阴阳则生，逆之则死，从之则治，逆之则乱：治，正常。乱，异常。顺从四时阴阳就能生存，违背它就会死亡。顺从它就正常（健康），违背它就异常（生病）。

反顺为逆，是谓内格：内格，人体内在生理性能与自然界四时阴阳变化不相协调。王冰注："格，拒也，谓内性格拒于天道也。"若背道而行，就会使机体与自然环境相格拒。

是故圣人不治已病治未病，不治已乱治未乱，此之谓也：圣人不是等疾病发生了再去治疗，而是在疾病发生之前治疗。不是等乱事发生了再去治理，而是在乱事发生之前治理，说的就是这个道理。

夫病已成而后药之，乱已成而后治之，譬犹渴而穿井，斗而铸锥，不亦晚乎！：锥，《太素》作兵，械也，泛指兵器。如果疾病已经发生，再去治疗，乱局已经形成，再去治理，就如同渴了再去掘井，战乱发生了再去制造兵器，那不是太晚了吗？

阴阳五行学说

素问·阴阳应象大论（节选）

【篇名解释】

　　阴阳，即阴阳五行，指自然界阴阳五行的变化与人体五脏阴阳的变化。**应**，相应。**象**，形象、征象，如人体的藏象、生病后的病象、自然界的物象等。**阴阳应象**，人体五脏阴阳的变化与自然界阴阳五行的变化是相应的，而且五脏阴阳的变化又是通过一系列的征象、形象反映出来的，所以篇名称阴阳应象。**大论**，由于本篇有论述范围广泛、内容重要、说理透彻、篇幅较长的特点，故称大论。

　　本篇主要论人身之阴阳取法于天地之阴阳，而人的生理、病理、诊断和治疗都不离阴阳，故名篇。

一、阴阳学说的基本观点、内容及其应用

【导读】

　　阴阳五行学说是古代朴素的唯物论和辩证法思想，属古代哲学的范畴。阴阳五行学说，盛行于我国春秋战国时期，当时认为它是一切学术最好的归纳、演绎方法，并用它来解释天文、地理、农业、气象等问题。阴阳五行学说也同样渗透到了医学领域，用来分析、论证人体的生理活动和病理变化，这时的阴阳五行已不单是哲学名词，而是既有哲学的内涵又有中医学的内容。任应秋教

授认为"不把阴阳五行的道理搞清楚,很难进入中医学的大门"。《灵枢·病传》曰:"明于阴阳,如惑之解,如醉之醒。"《黄帝内经》中专论阴阳五行的篇章不多,但阴阳五行的思想方法、理论观点,却贯穿于各篇之中。

① 阴阳的基本概念。"阴阳者,天地之道也,万物之纲纪,变化之父母,生杀之本始,神明之府也。治病必求于本。"经文简明扼要地阐明了阴阳的基本概念,指出世界上一切事物都在不断地运动、变化、新生和消亡。事物之所以能运动、发展、变化,根源在于事物内部相互对立统一的阴阳两个方面。阴阳双方在其运动变化过程中,相互依存、相互为用,并在一定条件下相互转化,反映出阴阳学说的基本内容,属我国古代朴素的唯物辩证法思想。

② 治病必求于本。阴阳是自然界运动变化的法则和规律。人体疾病的形成是由阴阳失调所致,疾病的病理不外阴阳的偏胜偏衰,疾病的诊断要以阴阳为纲,疾病的治疗是以平衡阴阳为目的。由于疾病的形成、病理、诊断、治疗都不离阴阳,所以诊治疾病必须推求阴阳的变化,此为诊治疾病的根本原则。《素问·至真要大论》"谨察阴阳所在而调之,以平为期",就是"治病必求于本"的具体体现。

【原文】

黄帝曰:阴阳者,天地之道也,万物之纲纪,变化之父母,生杀之本始,神明之府也,治病必求于本。

故积阳为天,积阴为地。阴静阳躁,阳生阴长,阳杀阴藏。阳化气,阴成形。寒极生热,热极生寒;寒气生浊,热气生清;清气在下,则生飧泄;浊气在上,则生䐜胀,此阴阳反作,病之逆从也。

故清阳为天,浊阴为地;地气上为云,天气下为雨;雨出地气,云出天气。故清阳出上窍,浊阴出下窍;清阳发腠理,浊阴走五脏;清阳实四肢,浊阴归六腑。

【解析】

阴阳者,天地之道也:天地,泛指自然界。**道**,本义为道路,后引申为法则、规律。**天地之道**,自然界的法则和规律。阴阳是自然界的法则和规律。因为自然界事物的运动变化,在于事物内容阴阳双方的对立统一运动,所以说阴阳是天地之道。张介宾注:"道者,阴阳之理也,阴阳者,一分为二也。太极动而生阳,静而生阴,天生于动,地生于静,故阴阳为天地之道。"指出阴阳就是一分为二，一分为二就是自然界的一般法则和规律。天地的形成是从无到有。从无形到有形，可分为无极和太极两个阶段。无极是什么都没有，连气都没有的阶段；太极是有了混混沌沌的一团气，太极初开分为阴阳，即这团气中比较活跃的物质（动者）为阳，在上、为天，相对静止的物质（静者）为阴，在下、为地，这团气一分为二，就形成了天地。这与我们所说的阴阳就是对立统一的观点是相同的。

万物之纲纪：**万物**，万事万物。**纲纪**，纲领。阴阳是分析归纳万事万物的纲领。因为万事万物包罗万象，错综复杂，都可以用阴阳来概括、来划分。

变化之父母：**变化**，发展变化。**父母**，本原、根本。阴阳是事物发展变化的根本。因为事物发展变化的根本，在于事物内部阴阳双方的对立统一运动。

生杀之本始：**生**，新生；**杀**，消亡。**本始**，本原、元始，同上文"父母"。阴阳是事物新生和消亡的根本。事物的新生和消亡，在于事物内部阴阳双方的对立统一运动。阴阳和则物生，阴阳离则物亡。

神明之府：**神明**，对自然界万物运动变化内在动力的概括。**府**，居舍、藏物的场所。阴阳是产生自然界万物运动变化内在动力的场所。因神明出于阴阳，所以称阴阳为神明之府。《淮南子·泰族训》："其生物也，莫见其所长养而物长，其杀物也，莫见其所伤而物亡，此之谓神明。"你并没有看到万物是怎样生长的，它却已经长成了，你并没有看到万物是怎样损伤的，它却已经消亡。这种看不到的力量和表现于外的现象就是神明，而这种看不到的力量是阴阳，阴阳是自然界万物运动变化的内在动力。吴昆更进一步说："阴阳不测谓之神，神之昭昭谓之明。"不测，莫测。昭昭，明显、显著。认为自然界阴阳之间这样莫测的变化叫神，莫测的变化显现于外的现象或征象叫明。

治病必求于本：**治病**，诊治疾病。**求**，推求。**本**，阴阳。阴阳虽属古代哲学的范畴，但渗透到医学领域，就用来分析、论证人体的生理活动和病理变化。所以诊治疾病要以阴阳为本，诊治疾病必须推求阴阳的变化。

以上论阴阳的基本概念，下论阴阳的特性及关系。

故积阳为天，积阴为地：**故**，在此是转折词，进一步阐述阴阳是一切变化的法则和规律。**积**，汇聚。**阴**、**阳**，此指轻清、重浊两种不同属性的物质状态。阳气轻清上升积聚为天，阴气重浊下降凝聚为地。这是从天地的形成来说明阴阳升降轻重的特性。

阴静阳躁：静属阴，躁属阳。**躁**，动也。阴性柔而主静，阳性刚而主动。这是以动静来说明阴阳的特性。

阳生阴长，阳杀阴藏：是互文。阴阳为生杀之本，也为长藏之本。阳能生万物，也能杀万物；阴能长万物，也能藏万物。**阳生阴长，阳杀阴藏**，是上文"**阴阳者，生杀之本始**"的进一步说明。有两个含义：①事物在四时中的正常发展规律。即春生、夏长、秋收、冬藏，体现了阴阳之间互根互用的关系。这时**杀**，作肃杀解。由于自然界的阴阳消长转化，才有了一年之中春生、夏长、秋收、冬藏的四时变化。一年之中春夏属阳，秋冬属阴，但一年之中阴阳都在起作用，即阳中有阴、阴中有阳。如春夏虽然属于阳，阳气起主要作用，大地一片生机，但如果没有雨露即阴气的作用，则大地干涸，万物焦枯，农作物就不能生长旺盛。秋冬也是一样，秋冬虽属阴，阴气起主要作用，但如果没有阳光即阳气的作用，则果实不能成熟收藏，冰雪不能融化，也就没有来年的生机。所以自然万物阳中有阴、阴中有阳，才能阳生阴亦生、阳杀阴亦杀，协调统一。否则有阳无阴，或者有阴无阳，都属于异常。此即阴阳互根互藏之义。②"阳生阴长"为阴阳之治，为正常。"阳杀阴藏"为阴阳之乱，为反常。在此**杀**，作杀戮解。张介宾亦注："阳之和者为发生，阴之和者为成实，故曰阳生阴长；阳之亢者为焦枯，阴之凝者为固闭，故曰阳杀阴藏。此以明阴阳之淑慝（tè，奸邪）言，于义亦通。"淑慝，善恶。以上第一个观点比较符合经义，因为阴阳是事物发展变化的根源，阴阳之间相互依存、相互为用，有阴无阳，或有阳无阴，事物不仅不能生长变化，而且事物本身也不能存在。所以，"**阳生阴长，阳杀阴藏**"，指事物在一年四时中春生、夏长、秋收、冬藏的正常发展规律，是上文"**阴阳者，天地之道也**""**生杀之本始**"的进一步说明。此句经文凡两见，一见于本篇，一见于《素问·天元纪大论》。

阳化气，阴成形：气与形是物质的两种状态，分属阴阳。对人体来说，气由阳所化生，故称阳气，即阳化气。阳气温煦，推动人体的功能；精血、津液等有形物质由阴所构成，故称阴精，即阴成形。阴气柔静，生成人体的形质。这是说明阴阳有气化成形的特性。

寒极生热，热极生寒：以寒热极变为例，说明阴阳在一定条件下的相互转化。如自然界的四时气候，冬寒之极，变生春温，夏热之极，变生秋凉，也属阴阳极变之理。人的病理变化也是同理，如感受风寒，寒邪郁而化热表现为发热；高热盛极的病人，反而会出现寒战不已。说明病情发展到一定阶段就会向相反的方面转化。

寒气生浊，热气生清：清与浊相对而言。**浊**，浊阴。**清**，清阳。寒属阴，主凝，主静，有收敛、下降的特性，所以寒气凝滞下降而生浊阴，如痰浊之类病理产物；热属阳，主升，主动，有向上、向外的特性，所以热气升散上升而生清阳，如水谷精微。这是说明阴阳有清浊的特性。

以下继论阴阳清浊升降之理，以及人体阴阳升降失常的病变。

清气在下，则生飧泄：清气，指脾气，脾的清阳之气。脾主升清，今脾的清阳之气不升而反陷于下。**飧泄**，大便夹有不消化的食物，又叫完谷不化。张介宾注："清阳主升，阳衰于下而不能升，故为飧泄。"

浊气在上，则生䐜胀：浊气，胃气，胃的浊阴之气。胃气主降，以降为顺，今胃的浊阴之气不降而反停滞于上。**䐜胀**，指胸膈胀满。张介宾注："浊阴主降，阴滞于上而不能降，故为䐜胀。"以上两句是以脾胃升降运动失常为例，说明阴阳升降运动反常所形成的病变。

此阴阳反作：反作，反常。指上文**"清气在下""浊气在上"**而言。阳应升在上而反在下，阴应降在下而反在上，即反常的阴阳升降运动。如"清气在下，则生飧泄；浊气在上，则生䐜胀"，飧泄、䐜胀即属阴阳反作之症。

病之逆从也：病，指上文的飧泄、䐜胀。**逆从**，偏义复词，即逆的意思。**病之逆**，即逆行之病。飧泄、䐜胀即是阴阳升降逆行之病。

以下以云雨为例，阐明阴阳的升降、互根是人与自然的共同规律。

故清阳为天，浊阴为地：一方面，天地的形成是阴阳二气演化的结果；另一方面，阴阳有轻重、升降的特性。与上文**"积阳为天，积阴为地"**同义。

地气上为云，天气下为雨；雨出地气，云出天气（图3-1）：地气受阳热蒸腾上升为云，天气受阴寒凝聚下降为雨，雨源于地气上升的云，云本于天气所降之雨。通过云雨互变的自然现象，说明阴阳互根互用、相互转化、阴升阳降、阴阳交感、化生万物之理。阳主升，阴主降，这是阴阳的特性，而文中却提出**"地气上为云，天气下为雨"**阴升阳降的理论，似与阳升阴降的特性矛盾。对此马莳注："地虽在下，而阴中之阳者升，故其在上也为云；天虽在上，而阳中之阴者降，故其在下也为雨。"天气虽然为阳，但要通过阴寒的凝聚作用，才能下降为雨，这个阴寒就是所谓的阳中之阴；地气虽然为阴，但要经过阳热的蒸发作用，才能上升为云，这个阳热就是所谓的阴中之阳，故与阳升阴降的特性并不矛盾。这几句经文包括三层含义：阴阳本身不断运动，即阳升阴降；阴阳之间的互根转化，即云雨之间的互根转化；阴阳之中还有阴阳，即地气上为云（阴中之阳者升）、天气下为雨（阳中之阴者降）。

以下三个排比句，言人之阴阳升降互根之理。三个清阳、浊阴含义各不同。

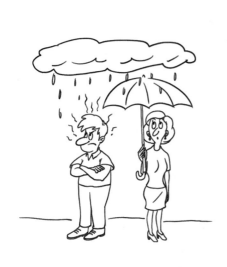
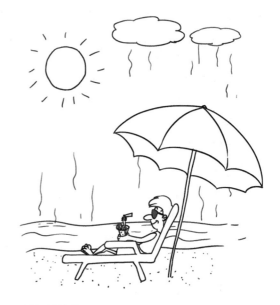

图 3-1 天地云雨转化

故清阳出上窍，浊阴出下窍：**上窍**，指耳、目、口、鼻、舌头面七窍。**下窍**，指前后二阴。**清阳**，上窍功能赖以发挥作用的精微物质，如吸入的清气和水谷化生的精微物质。精微物质作用于上窍，能使上窍的功能如呼吸、发声、视觉、嗅觉、味觉、听觉等发挥正常。如果清阳不升，精微物质不能上奉于上窍，则上窍功能减弱或失灵，经上窍排出的代谢产物即清阳之液，也会出现异常。**浊阴**，二便。二便出于前后二阴。

清阳发腠理，浊阴走五脏：**清阳**，卫气。**浊阴**，精血津液。**发**，发散。**腠理**，通行元气之处叫腠，皮肤、脏腑的纹理叫理。肌肤、脏腑之间的间隙，是三焦通行元气的道路。元气外达于肌肤腠理称为卫气，内至脏腑称为脏腑之气。卫气属阳，阳主卫外，卫气发散于肌表，具有温养肌肤腠理的作用。**走**，运行。精血津液属阴，阴主内守，精血津液向内运行于五脏，滋养五脏。张志聪注："腠者，三焦通会元真之处。理者，皮肤脏腑之纹理……浊阴之精血，走于五脏，五脏主藏精者也。"

清阳实四肢，浊阴归六腑：**清阳**，饮食物化生的精气。**浊阴**，饮食物消化吸收后的糟粕。阳主升主散，精气充实于四肢，使四肢能运动。阴主降主凝，饮食物代谢后的产物即糟粕，归于六腑，使其行使传化功能。

以上三个排比句说明：人体总的规律是清阳上升、向外；浊阴下降、向内，与自然界气象相应。

【导读】

下段经文阐述了药食气味与形、精、气、化之间的转化关系（图3-2），以及药食气味阴阳厚薄与功能的关系。①人体利用药食的一系列转化过程，同样是阴阳升降互根之理。②药食气味来源于自然界的阴阳，可转化为人的阴阳，并且阴阳之间又可相互转化。转化通过气化作用来实现，故气化是转化重要的中间环节。③药食气味太过可伤人精、气、形，饮食五味既养五脏又伤五脏。④药食不仅气味各异，而且有厚薄之分，功能也各不相同。

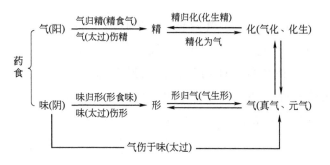

图 3-2　药食气味与形、精、气、化转化关系图

【原文】

水为阴，火为阳。阳为气，阴为味。

味归形，形归气，气归精，精归化，精食气，形食味，化生精，气生形。味伤形，气伤精，精化为气，气伤于味。

阴味出下窍，阳气出上窍。味厚者为阴，薄为阴之阳；气厚者为阳，薄为阳之阴。味厚则泄，薄则通；气薄则发泄，厚则发热。壮火之气衰，少火之气壮，壮火食气，气食少火，壮火散气，少火生气。

气味辛甘发散为阳，酸苦涌泄为阴。

【解析】

水为阴，火为阳：以水火的阴阳属性，来说明阴阳相反相成的关系。水火为阴阳显见之物，最能说明阴阳的特性。张介宾注："水火者，即阴阳之征兆。阴阳者，即水火之性情。"人与之相应，如心与肾，心属火，肾属水，心肾阴阳升降，水火既济，相反相成，维持着心肾之间功能的协调平衡。

阳为气，阴为味：对药食气味进行阴阳属性的划分。气无形而升为阳，味有质而降为阴。**气**，药食之气，包括药物之气和食物之气。药物之气，寒、热、温、凉四气（或加平为五气）；食物之气，臊、焦、香、腥、腐。**味**，药食之味，包括酸、苦、甘、辛、咸五味。

味归形，形归气：**味**，仍指药食之味，即五味。**归**，滋养、充养、化生。**形**，形体，包括脏腑精血等有形物质。**气**，人体的真元之气。药食之味能滋养人的形体，形体依赖元气的充养，即真元之气可充养形体。

气归精，精归化：**气**，药食之气。**精**，人体精血等精微物质，即阴精。**化**，气化、化生。药食之气可化生人体的阴精，人体的阴精又依赖气化功能才能产生。

精食气，形食味：是对"气归精""味归形"的补充说明。**食**，音、义同饲，以食予人也，引申为供养、饲养。**气**，药食之气。

气归精，义同**精食气**；**味归形**，义同**形食味**。两句为互文，即**气味归精形**，义同**精形食气味**（药食气味可化生阴精、滋养形体）。

化生精，气生形：**化**，气化，化生。**生**，生成，滋养。**气**，真元之气。气化作用可产生阴精，真元之气可充养形体。此句是"精归化""形归气"的补充说明。

精归化，义同**化生精**；**形归气**，义同**气生形**。两句为互文，即**精形归气化**，义同**气化生精形**（真元之气和气化作用，可生成阴精、充养形体）。

以上二十四字是言正常情况。八句可合为四句，四句合可为两句，即**气味归精形（精形食气味），精形归气化（气化生精形）**。

味伤形，气伤精：**气**，药食之气。**伤**，损伤、伤害。药食之味太过可伤害形体，药食之气太过可损伤阴精。此句是"味归形"（形食味）和"气归精"（精食气）的太过自伤。

精化为气，气伤于味：**二气**，真元之气。阴精可化生真元之气，真元之气可因药食之味太过而受损伤。《素问·生气通天论》："阴之所生，本在五味；阴之五宫，伤在五味。"五宫，五脏。五味可以养五脏，也能伤五脏。

三句异常"味伤形""气伤精""气伤于味"是互文，**气味伤精形气**（药食气味太过，可损伤人的阴精、形体和真元之气）。

以上用阴阳的转化来说明药食气味与形、精、气、化之间的转化关系。以下是用阴阳的升降来说明药食功能以及药食之气太过造成的危害。

阴味出下窍，阳气出上窍：味属阴主降，药食之味进入人体，消化吸收后，产生的糟粕下行而走下窍。气属阳主升，药食之气进入人体，化生的精气上行而达上窍。王冰注："味有质，故下流于便泻之窍；气无形，故上出于呼吸之门。"

味厚者为阴，薄为阴之阳：气与味可分阴阳，而阴阳之中，又可再分阴阳，即气味有厚薄之分。味为阴，味厚者为纯阴，即阴中之阴；味薄者为阴中之阳。张介宾注："此言气味之阴阳，而阴阳之中，复各有阴阳也。"

气厚者为阳，薄为阳之阴：气属阳，气厚者为纯阳，即阳中之阳；气薄者为阳中之阴。王冰注："阳为气，气厚者为纯阳……故气薄者阳中之阴。"

味厚则泄，薄则通：**泄**，泄泻。味厚为纯阴，即阴中之阴。阴者主降，故味厚者主泄下于，如大黄、芒硝。**通**，通利小便。味薄为阴中之阳，除了阴主降的一面，还有阳主升的一面。故味薄者通于前，淡渗利湿、通利小便，如木通、泽泻。

气薄则发泄，厚则发热：**泄**，发泄表邪。气薄为阳中之阴，有发汗解表作用，如麻黄、桂枝，发汗解表、宣肺平喘。既有解表辛散阳的一面，也有平喘苦降阴的一面。**发热**，助阳发热。气厚为纯阳，具有助阳发热作用，如乌头、附子、肉桂。

以下言药食气味对人体的影响。

壮火之气衰，少火之气壮：根据上下文义，这里的壮火、少火，当指药食气味的纯阳和温和作用而言。**壮火**，药食气味纯阳的作用，后世发挥为病理之火，即亢盛的阳气。少火，药食气味温和的作用，后世发挥为生理之火，即平和的阳气。李中梓注："火者阳气也，天非此火，不能发育万物，人非此火，不能生养命根，是以物生必本于阳。但阳和之火则生物，亢烈之火则害物。故火太过则气反衰，火和平则气乃壮。"**气**，正气、元气。**之**，作使、令解。药食气味纯阳者，易化壮火，用之不当令正气虚衰，如乌头、附子、肉桂。药食气味温和者，易化少火，用之得法令正气强壮，如人参、当归。

壮火食气，气食少火，壮火散气，少火生气：前"**食**"字，消蚀、耗散。后"**食**"字，音、义同饲，饲养、滋养。**散**，耗散。**生**，滋养。壮火能消蚀人体的正气，即气味纯阳的药食之物能耗散人的正气，或病理之火能耗散人的正气。人体的正气依赖于少火的滋养，即正气依赖于气味温和的药食之物的滋养，或正气依赖于生理之火即平和之气的滋养。

壮火食气，所以**壮火散气**，即气味纯阳的药食之物能耗散人的正气，或病理之火能耗散人的正气。**气食少火**，所以**少火生气**，即温和的药食之物能滋养人的正气，或生理之火能滋养人的正气。

"**壮火食气，气食少火，壮火散气，少火生气**"是对"**壮火之气衰，少火**

之气壮"的进一步解释。即**壮火之气衰、壮火食气、壮火散气**义同；**少火之气壮、气食少火、少火生气**义同。

以下论药食气味的阴阳属性及功用，并偏重于味。

气味辛甘发散为阳，酸苦涌泄为阴：气味，气味有阴阳之分，而味又可以进一步分为阴阳。辛走气而性散，辛味有阳的特性。甘为土之味，走脾而灌溉四旁（能补益四脏，由中而走四旁），甘味也具有阳的特性，并且辛甘结合（如麻黄味辛，甘草味甘）可发散外邪。**涌**，呕吐。**泄**，泄泻。酸主收敛、收降，又属春生之木味，有生发和疏泄作用，所以酸有涌泄的双重作用；苦主泻下，又能炎上，故苦也有涌泄的双重作用。酸苦结合既能够向上涌吐，又能向下泄泻，并且酸苦与辛甘比较，有向下的一面，有阴的特性。

【导读】

下段经文运行阴阳理论，阐述了五味太过、五气偏胜、七情过激、四时邪气的致病特点及病理变化。其中风、热、燥、寒、湿五气偏胜的致病特点，也称六淫或病因辨证要点，具有言简意赅、概括性强的特点，对后世分析病机、确立治法有重要意义，如后世把动摇、震颤等证视为内风，将津液干涸等证归为内燥。

【原文】

阴胜则阳病，阳胜则阴病。阳胜则热，阴胜则寒。重寒则热，重热则寒。

寒伤形，热伤气，气伤痛，形伤肿。故先痛而后肿者，气伤形也；先肿而后痛者，形伤气也。

风胜则动，热胜则肿，燥胜则干，寒胜则浮，湿胜则濡泻。

天有四时五行，以生长收藏，以生寒暑燥湿风。人有五脏化五气，以生喜怒悲忧恐。故喜怒伤气，寒暑伤形。暴怒伤阴，暴喜伤阳。厥气上行，满脉去形。喜怒不节，寒暑过度，生乃不固。故重阴必阳，重阳必阴。故曰：冬伤于寒，春必温病；春伤于风，夏生飧泄；夏伤于暑，秋必痎疟；秋伤于湿，冬生咳嗽。

【解析】

阴胜则阳病，阳胜则阴病：这里的阴胜、阳胜，指药食气味而言，严格讲为药食之味。**阴胜**，酸苦涌泄太过。**阳胜**，辛甘发散太过。**胜**，偏多。过用酸苦涌泄之品，则机体阳气损伤；过用辛甘发散之品，则机体阴精耗损。后世对此有所发挥，作阴阳相胜的病机解，此句经文成为中医病机学的总纲。认为阴气偏胜则见阳气亏损之证，阳气偏胜则见阴精耗伤之证。

阳胜则热，阴胜则寒：阳胜、阴胜本义也是指药食气味而言的，后世作阴阳寒热盛衰的病机解。辛甘太过则产生热证，酸苦太过则产生寒证。

"阳胜则热，阴胜则寒"与上文**"阴胜则阳病，阳胜则阴病"**，其义为阴胜则阳病则寒，阳胜则阴病则热。本义是指酸苦涌泄之品太过，则伤人阳气产生虚寒证；辛甘发散之品太过，则伤人阴精产生虚热证。本义虽针对药食气味而言的，但后世的引申意义更为重要，因其扩大了寒热证的适应范围，成为后世解释阴阳寒热盛衰的病机，其引申义为阳胜可产生实热证，阴胜可产生实寒证。

重寒则热，重热则寒：因经文紧承上文**"阳胜则热，阴胜则寒"**，所以本义也是针对药食气味而言的。后世作阴阳盛衰与寒热转化的病机解，因为阴阳寒热偏胜偏衰后，在一定条件下可以转化，这是"物极必反"的辩证法思想在寒热证候中的体现。本义**重**，重复、重叠。重复用寒性药则生热性病，因虚寒证的病理是阳虚阴盛，再重复用苦寒、寒凉药，使阳更虚阴更盛，阴盛格阳于外则为假热；重复用温热药则生寒性病，因虚热证的病理是阴虚阳盛，再重复用辛热、温热药，使阴更虚阳更盛，阳盛格阴于外则为假寒。引申义**重**，作极解。与前经文**"寒极生热，热极生寒"**之义相同。这种寒热证候的转化，是病证本质的改变。寒证发展到极点则转化为热证；热证发展到极点则转化为寒证。

以上论药食气味太过造成的危害。以下是以肿痛为例，论寒热病邪侵入人体所发生的不同病变。

寒伤形，热伤气，气伤痛，形伤肿：寒、热，病因，指外感六淫邪气。**形**，形体。**气**，气分。寒为阴，形也为阴，故寒邪伤人，先着于形体；热为阳，气也为阳，故热邪伤人，先伤气分。**痛**，疼痛。**肿**，浮肿。热伤气，气伤使气机阻滞不通则痛；寒伤形，形伤使阴寒稽留而不化则浮肿。这是以痛肿为例，说明病因寒、热不同，病位在形、在气也不同，症状表现也有肿、痛之分。但《素问·举痛论》《素问·痹论》皆认为有寒故痛，《素问·至真要大论》认为肿痛皆属于火，本篇也有**"喜怒伤气，寒暑伤形"**之说，所以寒热所伤及出现的症状并不是一成不变的。

故先痛而后肿者，气伤形也；先肿而后痛者，形伤气也：因"**气伤痛**""**形伤肿**"，所以先痛后肿是气先受伤而后形受伤，临床上要治热治气，清热理气则痛肿俱消；先肿后痛是形先受伤而后气受伤，临床上要治寒治形，解表散寒、温经散寒则肿痛皆除。先肿或先痛反映出的辩证关系，提示人们诊治疾病要分清标本、辨别主次。先痛而后肿，痛为本肿为标；先肿而后痛，肿为本痛为标。

以下论五气偏胜致病特点。

风胜则动：动，肢节动摇震颤。**风**，原指外风，如外风所致的头晕、破伤风等。现在一般指内风而言，即肝风（肝风内动）。风性善动，风胜则出现头目眩晕、肢节动摇震颤等症状。

热胜则肿：肿，痈肿。热胜则阳热之气内郁，营卫壅滞肉理发为痈肿。因热所致的痈肿，与上文"**寒伤形**""**形伤肿**"所致的浮肿不同。姚止庵指出了两者的区别。注："坚实而内著者肿也，火邪不散之所致；虚大而外涌者浮也，寒水壅滞之所生。"

燥胜则干：干，内外津液干涸。**燥**：外燥，感受自然界的燥邪，如秋燥；内燥，人体自身精血津液损伤。燥易伤津，内、外燥胜可致津液干涸之病，如口唇鼻咽干燥、干咳无痰、大便干燥、皮肤毛发干燥，甚至女子经闭等津液干涸的表现。

寒胜则浮：浮，浮肿。内外寒胜均可致浮肿，并以内寒为主。寒为阴邪，易伤阳气，外寒伤阳，卫阳运行不利，寒水不化，积而为浮肿；体内阳虚，阳虚失于温煦，寒水停积而为浮肿。

湿胜则濡泻：濡泻，又称湿泻，为湿邪困脾，脾失运化，水湿和水谷混合而下所致。内外湿胜，均可影响脾，使津液偏渗而致濡泻。

以下继论六淫、七情的致病特点，并以四时病证为例说明阴阳的转化。

天有四时五行，以生长收藏，以生寒暑燥湿风：自然界阴阳五行的运动，产生了春夏（长夏）秋冬四时季节性的变化，形成了相应的寒暑（火热）燥湿风主令之气，促成了万物的生长（化）收藏。

人有五脏化五气，以生喜怒悲忧恐：**五气**，五脏之气。**喜怒悲忧恐**，为五志，泛指各种情志变化。人与自然相应，人有五脏化生五脏之气，五脏之气产生五志。悲，《新校正》云："按《天元纪大论》，'悲'作'思'。"

故喜怒伤气，寒暑伤形：**喜怒**，代表五志。五志由五脏之气所化生，五志异常先伤五脏之气。**寒暑**，代表六淫。**形**，形体，指皮、肉、筋、脉、骨五体。六淫袭人从外而入，先伤人之身形（皮、肉、筋、脉、骨）。上文言"**寒伤形，热伤气**"，此言"**喜怒伤气，寒暑伤形**"，两句似乎不同，对此张介宾认为前者以阴阳分形气，此以内外分形气。

暴怒伤阴，暴喜伤阳：阴阳，指气血而言。怒为肝之志，暴怒伤肝。肝藏血，血为阴，暴怒则肝血逆乱。喜为心之志，暴喜伤心。心藏神，神气为阳，暴喜则神气涣散。

厥气上行，满脉去形：厥气，逆行之气。暴怒暴喜情志过极，使五脏之气逆行于上。**满脉**，邪气亢盛，充斥脉体。**去形**，神气浮越，去离形骸。由于情志过及，使五脏之气逆行于上，五脏所藏之神浮越耗散，导致形神分离，出现突然昏倒、不省人事的暴厥之证。此即《素问·生气通天论》所说"大怒则形气厥，而血菀于上，使人薄厥"。

喜怒不节，寒暑过度，生乃不固：生，生命。**不固**，不长久。情志不节，从内伤及五脏之气；六淫邪气，从外伤及人之身形。由于内外皆伤，所以生命不能长久。阴阳失调是导致疾病发生的原因，而外感、情志异常均可导致阴阳失调而发病。

故重阴必阳，重阳必阴：重，作重复解。依据下文阴时复感寒、阳时复感热，此是说阴阳在一定条件下可相互转化，与上文"**重寒则热，重热则寒**"同义。而以下经文是举四时病证为例，验证"**重阴必阳，重阳必阴**"的理论，进而阐述阴阳之间的转化。

故曰：冬伤于寒，春必温病：冬属阴，寒为阴邪。冬季感寒为重阴，温病为阳病，此为重阴必阳之义。冬天感受寒邪，若当时未发病，寒邪伏藏于肾，因寒气通于肾，到了来年春季又新感风邪，因春季风气当令，风邪引动伏邪即寒毒之邪，发为温病。"**冬伤于寒，春必温病**"对后世伏气温病学说有重要影响。

春伤于风，夏生飧泄：春属阳，风为阳邪。春季伤于风为重阳，飧泄为阴病，此为重阳必阴之义。春季伤于风邪，若当时不发病，伏藏于肝，因风气通于肝，使肝气偏盛，到了长夏脾土当令，肝木克脾土，发为飧泄。

夏伤于暑，秋必痎疟：痎疟，疟疾的总称。夏天感受暑邪，当时不发病，暑热内伏，到了秋天，复感秋凉之气，寒热交争，产生寒热往来的疟疾。

秋伤于湿，冬生咳嗽：秋季燥气当令，若燥气不及则长夏湿邪偏盛。秋伤于湿，若当时不发病，湿郁化热，到了冬季又感寒邪，外寒内热相搏乘肺，发为咳嗽。

后两句也为"重阳必阴，重阴必阳"的举例验证，但又必须进一步区分疟疾与咳嗽的寒热多少。这四句经文可从两方面理解：①从伏邪发病角度。若人的阳气不足，不能即时抗邪外出，使邪气羁留于体内，到了下一个季节，触感而发，可致伏邪为病。②从四时养生的角度。若上一个季节失于养生，则下一个季节易引发疾病。

二、五行学说的基本观点及其应用

【导读】

下段经文阐述的内容丰富，包括以下几点。

（1）"四时五脏阴阳"的系统结构。认为人生于天地之间，与天地阴阳相通相应，并构成了一个统一整体。这个整体以阴阳五行为基础，以整体观念为指导，运用取象比类、推演演绎的归类方法，按照功能、行为相应或相似的原则，将自然界的各种事物和现象进行五行归类，提出了以五脏为中心、天人相应的"四时五脏阴阳"系统结构（见表3-1）。

表3-1　人体内外相应系统结构

阴阳		阳		阴		
五行		木	火	土	金	水
自然界	五方	东	南	中	西	北
	五气	风	热	湿	燥	寒
	五味	酸	苦	甘	辛	咸
	五色	青	赤	黄	白	黑
	五音	角	徵	宫	商	羽
人体	五脏	肝	心	脾	肺	肾
	五官	目	舌	口	鼻	耳
	五体	筋	脉	肉	皮	骨
	五声	呼	笑	歌	哭	呻
	五志	怒	喜	思	忧（悲）	恐
	五变	握	嚘	哕	咳	慄

（2）五行的相生相胜。五行之间具有相生、相胜（后世称相克）关系。相生，指：①五行之间的相生，如筋生心、血生脾、肉生肺、皮毛生肾、髓生肝

等。②同行之间的相生，即同类相应、同气相求，如东方生风、风生木、木生酸、酸生肝、肝生筋，以及在天为风、在地为木、在体为筋、在脏为肝、在色为苍、在音为角、在声为呼、在变动为握、在窍为目、在味为酸、在志为怒等。相胜，指五行之间的相互制约，如悲胜怒、怒胜思、燥胜风、风胜湿、辛胜酸、酸胜甘等。五行的相生相胜是事物之间正常的资生制约关系，事物之间相互资生、相互促进，又相互制约、相互克制，才能保持稳定的平衡协调状态。如果五行之间的平衡协调关系被打破，就会出现异常的相乘、相侮。中医学运用五行学说，归纳、类比五脏的生理、病理，并运用其生克乘侮关系，说明脏腑之间的生理功能、病理变化和疾病的诊治规律。

(3) 阴阳的互根互用（图3-3）。以天地、上下、血气、男女、左右、水火等征象，说明阴阳的对立统一关系，并提出了"阴在内，阳之守也；阳在外，阴之使也"。阴阳互根互用的观点，对人体物质与功能之间的关系进行了高度概括。就人体而言，阴精与阳气相互依存、相互为用是阴阳平衡的根本保证。张介宾"善补阳者，必于阴中求阳，则阳得阴助而生化无穷；善补阴者，必于阳中求阴，则阴得阳升而泉源不竭"，即是对阴阳互根互用理论在临床的进一步发挥和应用。

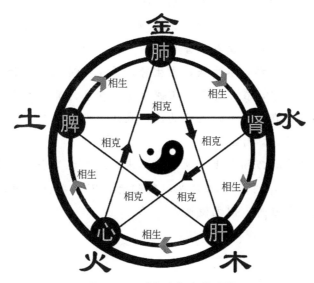

图3-3　五脏相生相克关系图

【原文】

帝曰：余闻上古圣人，论理人形，列别脏腑，端络经脉，会通六合，各从其经；气穴所发，各有处名；溪谷属骨，皆有所起；分部逆从，各有条理；

四时阴阳，尽有经纪。外内之应，皆有表里。其信然乎？

岐伯对曰：东方生风，风生木，木生酸，酸生肝，肝生筋，筋生心，肝主目。其在天为玄，在人为道，在地为化。化生五味，道生智，玄生神。神在天为风，在地为木，在体为筋，在脏为肝，在色为苍，在音为角，在声为呼，在变动为握，在窍为目，在味为酸，在志为怒。怒伤肝，悲胜怒；风伤筋，燥胜风；酸伤筋，辛胜酸。

南方生热，热生火，火生苦，苦生心，心生血，血生脾，心主舌。其在天为热，在地为火，在体为脉，在脏为心，在色为赤，在音为徵，在声为笑，在变动为忧，在窍为舌，在味为苦，在志为喜。喜伤心，恐胜喜；热伤气（脉），寒胜热；苦伤气，咸胜苦。

中央生湿，湿生土，土生甘，甘生脾，脾生肉，肉生肺，脾主口。其在天为湿，在地为土，在体为肉，在脏为脾，在色为黄，在音为宫，在声为歌，在变动为哕，在窍为口，在味为甘，在志为思。思伤脾，怒胜思；湿伤肉，风胜湿；甘伤肉，酸胜甘。

西方生燥，燥生金，金生辛，辛生肺，肺生皮毛，皮毛生肾，肺主鼻。其在天为燥，在地为金，在体为皮毛，在脏为肺，在色为白，在音为商，在声为哭，在变动为咳，在窍为鼻，在味为辛，在志为忧。忧伤肺，喜胜忧；热伤皮毛，寒胜热；辛伤皮毛，苦胜辛。

北方生寒，寒生水，水生咸，咸生肾，肾生骨髓，髓生肝，肾主耳。其在天为寒，在地为水，在体为骨，在脏为肾，在色为黑，在音为羽，在声为呻，在变动为栗，在窍为耳，在味为咸，在志为恐。恐伤肾，思胜恐；寒伤血，燥胜寒；咸伤血，甘胜咸。

故曰：天地者，万物之上下也；阴阳者，血气之男女也；左右者，阴阳之道路也；水火者，阴阳之征兆也；阴阳者，万物之能始也。故曰：阴在内，阳之守也；阳在外，阴之使也。

【解析】

帝曰：余闻上古圣人，论理人形，列别脏腑：论理，讨论、推理。**人形**，人体的形态，包括脏腑组织器官等。**列别**，罗列、区别。我听说上古懂得养生之道的人，讨论人体的形态结构、辨别脏腑的功能。

端络经脉，会通六合，各从其经：张介宾注："端，言经脉之发端；络，言支脉之横络。"这里**"端络"**与**"论理""列别"**并列,作头绪解。**会通**,融会贯通。**六合**,一阴一阳表里两经称为一合,手足六经(十二经脉)共有六对表里相合的经脉,故曰六合。**从**,随从,引申为依循、推究。从经脉所包罗的内容中,整理出头绪,以推求经脉的起止与分布,融会贯通六合理论,分别推究经脉及其所属脏腑的联系。

气穴所发,各有处名:气穴,经气所输注的孔穴,也称经穴、腧穴。根据经穴所发出的部位,分别有各自的名称。

溪谷属骨,皆有所起:溪谷,肌肉之间的间隙。肉之大会为谷,肉之小会为溪。张志聪注:"溪谷者,大小之分肉。"**属骨**,连属的骨节,即关节。肌肉及其连属的骨节,都有一定的起止。

分部逆从,各有条理:分部,皮部的分属。皮部上的浮络,有阴阳逆顺之分,也分三阴三阳,条理各自分明。

四时阴阳,尽有经纪。外内之应,皆有表里。其信然乎?:经纪,经纬纲纪。四时阴阳的变化,都有一定的规律。人与自然相通应,均有表里内外之分,这是真的吗?

以上经文反映出当时医家建立中医理论体系的过程,或者说为医家学者学习讨论的过程,为以下东南中西北五行理论的总纲。东南中西北五段经文,从理论体系、思想内容、结构体例方面都非常相似,故以东方为例,综合理解。

岐伯对曰:东方生风、南方生热、中央生湿、西方生燥、北方生寒:东、南、中、西、北五方,含有五时之义,对应春、夏、长夏、秋、冬五时,具有春温、夏热、长夏湿、秋凉、冬寒的季候特点,产生了风、热、湿、燥、寒五气,即五方生五气,五气主五时。

风生木、热生火、湿生土、燥生金、寒生水:风、热、湿、燥、寒,天之五气,化生地之五行。

木生酸、火生苦、土生甘、金生辛、水生咸:五行之气化生五味。

酸生肝、苦生心、甘生脾、辛生肺、咸生肾:五味入养五脏。

肝生筋、心生血、脾生肉、肺生皮毛、肾生骨髓:五脏主五体。

筋生心、血生脾、肉生肺、皮毛生肾、髓生肝:筋代表木,心代表火,即木生火。《内经》没有明确提出"木生火"等五行相生的文字,但已有相似的思想内容。其余分别代表火生土、土生金、金生水、水生木。

肝主目、心主舌、脾主口、肺主鼻、肾主耳:五脏主五窍。

其在天为玄,在人为道,在地为化。化生五味,道生智,玄生神:此六句为概言五方,并非单指东方,张介宾注:"在天为玄至此六句,他方皆无,而东独有之。盖东方为生物之始,而元贯四德,春贯四时,言东方之化,则四气尽乎其中矣。此盖通举五行六气之大法,非独指东方为言也。观《天元纪大论》有此数句,亦总贯五行而言,其义可见。"**其在天为玄**,在天表现为幽远微妙的自然现象。**其**,指阴阳的变化。**玄**,幽远微妙。**在人为道**,在人表现为抽象的规律。**在地为化**,在地呈现为万物的化生。**化**,万物的化生。**化生五味**,生化作用产生(食用及药用的动物、植物、矿物等)供养人体的五味。**道生智**,通晓事物的规律,可产生无穷的智慧。**玄生神**,幽远微妙的天象,产生于阴阳不测的变化。**神**,阴阳不测的变化。

神在天为风、火、湿、燥、寒:阴阳的变化,在天为五气中的风、火、湿、燥、寒。

在地为木、火、土、金、水:阴阳的变化,在地为五行中的木、火、土、金、水。

在体为筋、脉、肉、皮毛、骨:五体分别由五脏所主。

在脏为肝、心、脾、肺、肾:阴阳的变化,在五脏为肝、心、脾、肺、肾。

在色为苍、赤、黄、白、黑:**苍**,青色。五色为五脏之外华,反映五脏气血的盛衰。

在音为角、徵、宫、商、羽:五音对五脏有一定的亲和性。

在声为呼、笑、歌、哭、呻:五声发自五脏,为五脏之声,是五脏情志活动的外在表现。

在变动为握、忧、哕、咳、栗:**变动**,病变表现,与五脏功能相关。肝的病变表现为握。**握**,抽搦(nuò)握拳,为筋脉的病,因肝主筋。**忧**,通嚘(yōu):①气逆也,为心病的表现。于鬯《香草续校书》:"此忧字盖当读为嚘。心之变动为嚘,与下文言肺之志忧者不同。"②语未定貌,言语吞吐反复不定,因"心主言,"心神不宁所致。可互参。**哕**,呃逆,为胃气上逆的表现,与脾胃饮食有关。**咳**,与肺气上逆有关。**栗**,通栗,战栗,机体失于温煦的表现,与肾阳不足有关。

在窍为目、舌、口、鼻、耳:五脏开窍于五官。

在味为酸、苦、甘、辛、咸:五味通于五脏,五味对五脏有一定的亲和性。

在志为怒、喜、思、忧、恐:五志是五脏功能活动的产物,以五脏之精为物质基础。

怒伤肝,悲胜怒;喜伤心,恐胜喜;思伤脾,怒胜思;忧伤肺,喜胜忧;

恐伤肾，思胜恐：五志太过伤及本脏，以及五志相胜。

风伤筋，燥胜风；热伤气，寒胜热；湿伤肉，风胜湿；热伤皮毛，寒胜热；寒伤血，燥胜寒：五气太过伤及本脏，以及五气相胜。**热伤气**，按上下文体例，当作热伤脉。**热伤皮毛，寒胜热**，《太素》作"燥伤皮毛，热胜燥"。**寒伤血，燥胜寒**，《太素》作"寒伤骨，湿胜寒"。

酸伤筋，辛胜酸；苦伤气，咸胜苦；甘伤肉，酸胜甘；辛伤皮毛，苦胜辛；咸伤血，甘胜咸：五味太过伤及本脏，以及五味相胜。**咸伤血**，《太素》作咸伤骨。

以下为阴阳学说的总结语。万事万物不离阴阳，体现了阴阳之间内外相合、互根互用的关系。

故曰：天地者，万物之上下也：天地在自然万物的上下，万物在天地之中。

阴阳者，血气之男女也：之，与、和。以血气言，血为阴、气为阳；以男女言，男子为阳、女子为阴。

左右者，阴阳之道路也：左为阳、右为阴。中国古代的一种宇宙学说浑天说认为，天体是自东向西运行，为右旋。圣人面南、背北，阴阳之气左升右降。《内经》受此影响，认为左右为阴阳升降之道路。

水火者，阴阳之征兆也：征兆，征象。阴阳属哲学范畴，为抽象之物，看不见、摸不着。言阴阳，常拿水火作比喻，因水火为阴阳显见之物。

阴阳者，万物之能始也：能，通胎。**能始**，元始、本始。阴阳是万事万物变化之本始。

阴在内，阳之守也；阳在外，阴之使也：守，守持。**使**，役使。吴昆注："阴静，故为阳之镇守，阳动，故为阴之役使，见阴阳相为内外，不可相离也。"阴气居于内，为阳气的主持，即阴气为了阳气而守持于内；阳气卫于外，为阴气的役使，即阳气为了阴气而役使于外。

三、阴阳学说的医学应用

【导读】

阳胜病"能冬不能夏"、阴胜病"能夏不能冬"，与时令气候关系密切。由于四时阴阳消长对疾病的发生和预后有重要影响，所以诊治疾病应结合时令气候综合分析，这也是因时制宜治疗原则的理论依据。

【原文】

帝曰：法阴阳奈何？岐伯曰：阳胜则身热，腠理闭，喘粗为之俯仰，汗不出而热，齿干以烦冤，腹满，死，能冬不能夏。阴胜则身寒，汗出，身常清，数栗而寒，寒则厥，厥则腹满，死，能夏不能冬。此阴阳更胜之变，病之形能也。

【解析】

帝曰：法阴阳奈何？：法，取法、效法。人如何效法自然界阴阳变化的规律？

阳胜则身热，腠理闭，喘粗为之俯仰：阳胜则热，阳偏胜则身体发热。闭，闭塞。身热应腠理开，而此言腠理闭，为阳热大盛，津液大伤，汗源竭绝，无以汗出所致。**喘粗**，呼吸急促。**俯**，同俯。**仰**，俯之反。热邪不能从腠理宣发于外，郁于胸中，肺失宣降，则喘息气促，呼吸困难，身体前俯后仰。

汗不出而热，齿干以烦冤，腹满，死：腠理闭，汗不出，热不能外泄，则**汗不出而热**。**冤**，同悗，同闷。**烦冤**，烦闷不舒。热郁胸中则闷，热扰心神则烦，热伤津液则齿干。身热无汗、喘粗齿干、烦闷，均为阳胜病的表现。如果再出现腹满的症状，为阳热盛极，热结肠胃，津液枯竭，到了有阳无阴的地步，病势凶险，故曰**死**。

能冬不能夏：能，通耐。阳胜则阴病，阳胜病阳盛阴虚，冬季还能支撑，却不能耐受夏季炎热的气候。因冬属阴，阴虚得到冬季阴寒之助，故**耐冬**；阳盛到了炎热的夏季，阳热更盛，故**不耐夏**。

阴胜则身寒，汗出，身常清，数栗而寒：阴胜则寒，阴偏胜则身体寒冷。**身常清**，身体常觉清冷。**清**，寒也。**数栗**，频频战栗。阴盛阳虚，卫阳不足，肌表不固则汗出，失于温煦则身体常觉清冷，甚至冷到频频战栗。

寒则厥，厥则腹满，死：厥，四肢厥冷，阳虚阴盛之象。阳虚不温四肢，则四肢厥冷。**腹满**与前者不同，为阴寒内结，有阴无阳，无以运化，病势凶险，故曰**死**。

能夏不能冬：阴胜则阳病，阴胜病阴盛阳虚，阳虚得到夏季阳热之助，故**耐夏**。阴盛到了冬季阴寒相加，故**不耐冬**。

此阴阳更胜之变，病之形能也：**更胜**，更迭胜负，相互交替着胜或者负。**变**，变化。**能**，通态。**病之形能**，病变表现。这就是阴胜则阳病、阳胜则阴病，阴阳相互交替着胜负的变化，所产生的病变表现。

以上论取法阴阳，阐明阴阳偏胜的病理及与时令的关系。

【导读】

调和阴阳是养生防病的根本。阴精阳气是人生命健康之本，对于阴阳失调所致阳胜、阴胜之病，应从房中养生和精神养生两方面入手，"能知七损八益，则二者可调""为无为之事，乐恬憺之能，从欲快志于虚无之守"，学习智者和圣人调和阴阳的方法，以达养生防病之目的。

【原文】

帝曰：调此二者奈何？岐伯曰：能知七损八益，则二者可调，不知用此，则早衰之节也。年四十，而阴气自半也，起居衰矣；年五十，体重，耳目不聪明矣；年六十，阴痿，气大衰，九窍不利，下虚上实，涕泣俱出矣。故曰：知之则强，不知则老，故同出而名异耳。智者察同，愚者察异。愚者不足，智者有余，有余则耳目聪明，身体轻强，老者复壮，壮者益治。是以圣人为无为之事，乐恬憺之能，从欲快志于虚无之守，故寿命无穷，与天地终，此圣人之治身也。

【解析】

帝曰：调此二者奈何？：调，调和。**二者**，指阴阳。如何调和阴阳呢？此承上文阴阳更胜所产生的病理变化而言。

能知七损八益，则二者可调：七损八益，根据马王堆汉墓出土竹简《养生方·天下至道谈》的记载，属古代房中术。房中术指男女性生活的方法和技术，以及性保健的知识。房中术中有七种情况对人体有害，有八种情况对人体有益。**知**，知道。如果能知道房中对人体有害和有益的做法，则阴阳二气可以调和。

不知用此，则早衰之节：用，运用。**此**，指七损八益的道理。**节**，节次、阶段，如下文的年四十、年五十等以十年为一节。不知道运用七损八益的道理，就会出现早衰的各个阶段。

年四十，而阴气自半也，起居衰矣：阴气，肾中精气。肾为水脏，肾藏精，故称肾中精气为阴气。《素问·上古天真论》中女子五七、男子五八是衰老之始，是肾中精气由盛转衰的时期。40岁左右，肾中精气自然减半，动作衰弱，性机能减退。

年五十，体重，耳目不聪明矣：50岁精血皆虚，故身体笨重，行动不灵活。精血虚，不能上养耳目，则听觉、视觉功能衰退。

年六十，阴痿，气大衰，九窍不利，下虚上实，涕泣俱出矣：痿，通萎，指萎弱不用。**阴痿**，即阳事不举，又称阳痿，是肾气大衰的表现。**九窍**，上七窍和下二窍。九窍需津液的濡养，五脏虚精气不能濡养九窍，则九窍功能不通利。**下虚**，指下焦阳气不足。**上实**，阴实于上。阳虚不能化阴水，水实上泛故上实，其表现为涕泣俱出。**涕泣**，鼻涕眼泪。

知之则强，不知则老，故同出而名异耳：之，代词，代七损八益的道理。知道七损八益保养精气的道理，则身体强壮，不知道则衰老。**同出**，同禀天地之气和先天之精而生。吴昆注："同得天地之气以成形，谓之同出。有长生不寿之殊，谓之名异。"**名异**，名称不同，引申为寿夭不同。出生年龄相似，却因养生的不同，而寿夭各异。

智者察同，愚者察异：**智者**，聪明的人。**愚者**，不聪明的人。**同**，同出之源。**异**，寿夭之异。智者观察同出之源的先天之精气，而愚者只观察寿夭之异的现象。

愚者不足，智者有余：愚者精气不足，智者精气有余。

有余则耳目聪明，身体轻强：精气有余则耳目聪明，身体轻快而强健。

老者复壮，壮者益治：**复**，再、又。**益**，更加。**治**，正常、好。即使年老也可再焕发青春，本来强壮的人更加强壮。

是以圣人为无为之事，乐恬惔之能：**圣人**，懂得养生之道的人。前"为"，做。后"为"，作为。"无为"出自道家语，老子《道德经·三十七章》："道常无为而无不为。"**能**，通态，心态、情态。**恬惔**，即《素问·上古天真论》之"恬惔虚无"。所以圣人做没有作为之事，即顺其自然，以恬惔之态为乐，以闲静的心态为乐。

从欲快志于虚无之守：**从欲**，随心所欲，因少欲。**快志**，畅快情志、乐观。于，处于、置身于。**虚无**，没有杂念、清净。**守**，当作宇。胡澍《素问校义》注："守当作宇，形误。《广雅》'宇，居也'。"**虚无之守**，为虚无之宇，指清净的心境。置身于少欲、乐观、清净的心境中。

故寿命无穷，与天地终，此圣人之治身也：寿命无穷，与天地终，长寿、长生不老。**治身**，养生方法。所以寿命能长久，这就是圣人的养生方法。

以上论调阴阳以养生的方法。

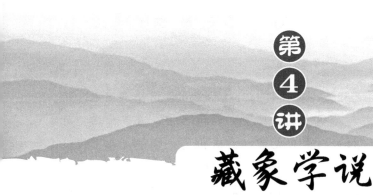

素问·灵兰秘典论（节选）

【篇名解释】

《新校正》云："按全元起本名'十二脏相使'，在第三卷。"王冰根据文内有"灵兰之室"等语，更名为"灵兰秘典论"。**灵兰**，灵台兰室的简称，相传是古代帝王藏书的地方。**秘典**，秘藏的典籍。

古人认为本篇内容非常重要，必须妥善保存，以便留传于世，篇末有"藏灵兰之室，以传保焉"，故名。

【导读】

医道通治道。本篇以古代官制作比喻，论述脏腑的主要功能、脏腑之间的主次关系，并强调了心的主导作用。

① 以官职类比脏腑功能。官职的引入，虽含有封建社会高低贵贱的等级观念，但以此论医理比喻脏腑的功能，形象生动并为后世医家所引用。所引官职除君主、相傅、将军外，并不是指特定的官职，而是对某类官位职能特点的笼统称谓，如传道、受盛等。

② 心神的主导作用。"心者，君主之官，神明出焉"，明确指出心在生命活动中的主导作用，而这一主导作用通过心主神明反映出来。心主血脉又主神志，主血脉是主神志的物质基础。心神不仅对心主血脉有调节作用，对十二脏腑功能也有调节作用，《灵枢·师传》："五脏六腑，心为之主。"临床多种疾

病，均由心神失调所致，《素问·移精变气论》："得神者昌，失神者亡。"

【原文】

黄帝问曰：愿闻十二脏之相使，贵贱何如？岐伯对曰：悉乎哉问也，请遂言之。心者，君主之官也，神明出焉。肺者，相傅之官，治节出焉。肝者，将军之官，谋虑出焉。胆者，中正之官，决断出焉。膻中者，臣使之官，喜乐出焉。脾胃者，仓廪之官，五味出焉。大肠者，传道之官，变化出焉。小肠者，受盛之官，化物出焉。肾者，作强之官，伎巧出焉。三焦者，决渎之官，水道出焉。膀胱者，州都之官，津液藏焉，气化则能出矣。凡此十二官者，不得相失也。

故主明则下安，以此养生则寿，殁世不殆，以为天下则大昌。主不明则十二官危，使道闭塞而不通，形乃大伤，以此养生则殃，以为天下者，其宗大危，戒之戒之！

【解析】

黄帝问曰：愿闻十二脏之相使，贵贱何如？：十二脏，脏与腑各六，合称十二脏。**相使**，相互使用，指脏腑之间相互联系、相互为用的关系。**贵贱**，原指古代官位的高低，在此作主次解。**贵贱何如**，脏腑功能的主次是怎样的？取社会官位的上下主从关系，取象比类脏腑在功能活动中的主要、次要关系。

悉乎哉问也，请遂言之：**悉**，尽、全、详尽、全面。**乎哉**，语气词。**遂**，尽也。你问得真详细啊！请听我详尽地说一说。

心者，君主之官也，神明出焉：心在脏腑中的地位至高无上，这与心主血脉、藏神的功能密切相关。心通过主神明和主血脉来主宰全身。《灵枢·本神》："心藏脉，脉舍神。"脉，血脉。血液周流全身，也是神的物质基础。心主宰人的精神和形体两方面，故为**君主之官**。**神明**，人的精神意识思维活动。《灵枢·本神》："所以任物者谓之心。"任物，担任。心担任着接受外界事物，进行认识、分析和处理的能力，并产生了人的精神意识思维活动，故曰**神明出焉**。现代医学认为，人的精神意识思维活动由大脑来完成，而《内经》将其归之于心的功能，并非指解剖学上的实质脏器。

肺者，相傅之官，治节出焉：**相傅之官**，辅助君主治理国家大事的宰相、相国、太傅、少傅，相当于总理。如果心包为内臣，则宰相为外臣，是百官之长，一人之下，万人之上，离君主最近，辅助君主治理国家。肺为相傅之官，与肺主治节的功能有关。**治节**，治理调节。对相傅来说，处理事物井然有序不紊乱；对肺而言，主治节是通过肺主气来实现的。肺主一身之气，通过肺的宣发肃降使气输布于周身，佐心以治理调节营卫气血及脏腑之间的关系。张介宾注："肺与心，皆居膈上，位高近君，犹之宰辅，故称相傅之官。肺主气，气调则营卫脏腑无所不治，故曰治节出焉。"

肝者，将军之官，谋虑出焉：将军之官，肝为刚脏，属风木，性动而急，犹如将军性格刚直且能谋虑。由于肝为刚脏，喜调达而恶抑郁，故其气易亢。**谋虑**，谋略考虑、深谋远虑。谋虑属神的表现，由肝所主，统领于心。肝属木而应春，其升发的特性蕴藏无限生机，所以人的谋虑也无穷无尽。肝在志为怒，怒则肝气盛，使人有勇而无谋。

胆者，中正之官，决断出焉：中正之官，处理事物不偏不倚、执法如山的司法官。**决断**，判断决定，也属神的表现。胆与肝相表里，协同心参与神的活动。《素问·奇病论》："肝者，中之将也，取决于胆。""此人者，数谋虑而不决，故胆虚气上溢而口为之苦。"肝主谋虑，胆主决断。肝气盛则有勇而无谋，胆气虚则数谋虑而不决。只有肝胆相济，才能有勇有谋、智勇双全。

膻中者，臣使之官，喜乐出焉：膻中，心包络。**臣使之官**，靠近君主的内臣，和其他官职不同，专为君主传达命令。心包络为心的外围与心最近，保护心脏并代心受邪、代心行令。《灵枢·邪客》："故诸邪之在于心者，皆在于心之包络。"清代叶天士"温邪上受，首先犯肺，逆传心包"的理论即源于此。**喜乐出焉**，心在志为喜，心包代君行令，故心之喜乐由膻中传出。

脾胃者，仓廪之官，五味出焉：仓廪，贮藏粮食的仓库。**仓廪之官**，管理粮食仓库的官吏，此指脾胃受纳、运化水谷的功能。**五味出焉**，水谷精微，由脾胃化生出。张介宾注："五味入胃，由脾布散，故曰五味出焉。"吴崑注："脾胃和则知五味，脾胃不和则诸物失味，故云五味出焉。"

大肠者，传道之官，变化出焉：道，导。**传道**，传导。大肠将糟粕继续向下传导，故称**传道之官**。马莳注："大肠居小肠之下，小肠之受盛者赖以传导。"《素问·五脏别论》："六腑者，传化物而不藏。"**变化出焉**，大肠接受小肠的糟粕，吸收其水分，使糟粕变化成形排出体外。《灵枢·营卫生会》："故水谷者，常并居于胃中，成糟粕而俱下于大肠。"

小肠者，受盛之官，化物出焉：盛，音 chéng，以器受物。**受盛**，接受容纳。小肠受纳胃中水谷，故为**受盛之官**。**化物出焉**，小肠受纳胃中水谷，进一步分清别浊，其清者由脾转输至五脏，浊者水液渗入膀胱，糟粕归于大肠。

肾者，作强之官，伎巧出焉：作，动作。**强**，强有力。**作强**，动作强有力，多指体力。以作强之官比喻肾藏精、主骨生髓、主生殖发育的作用。唐容川注："盖髓者，肾精所生，精足则髓足。髓在骨内，髓足则骨强，所以能作强，而才力过人也。"**伎**，同技。吴昆注："伎，多能也。巧，精巧也。"**伎巧**，智慧能力，多指智力。智力也属神的范畴，神由心主，精是神的物质基础，而肾藏精，所以伎巧与肾关系密切。唐容川注："精以生神，精足神强，自多伎巧。髓不足者力不强，精不足者智不多。"

三焦者，决渎之官，水道出焉：决渎，疏通水道。张介宾注："决，通也。渎，水道也。上焦不治则水泛高原，中焦不治则水留中脘，下焦不治则水乱二便。三焦气治，则脉络通而水道利，故曰决渎之官。"以决渎之官比喻三焦具有疏通水道的功能。张志聪注："三焦主气，气化则水行，故为决渎之官也。"**水道**，水液运行的道路。三焦为水液运行之道路，其疏通水道之功能，主要由三焦的气化作用来实现。

膀胱者，州都之官，津液藏焉，气化则能出矣：州都，水液汇聚之处。膀胱为水液汇聚之处，故称**州都之官**。膀胱藏蓄尿液，尿为津液之余，故称**津液藏焉**。**气化则能出矣**，膀胱藏蓄的尿液部分可重吸收，在肾阳的蒸腾气化作用下，清者上升被人体利用，浊者变为尿液排出体外。张介宾注："津液之入者为水，水之化者由气，有化而入，而后有出，是谓气化则能出矣。"

凡此十二官者，不得相失也：相失，失去正常的协调关系。以上十二脏腑，虽然功能各不相同，但脏腑之间不要失去正常的协调关系。强调脏腑之间既分工又合作，彼此之间相互协调的关系。

以下进一步突出心为五脏六腑之主。

故主明则下安：主明，心的功能正常。**下**，心以下的脏腑。所以，心的功能正常，则其余脏腑在心的统领下，功能活动也正常。

以此养生则寿，殁世不殆，以为天下则大昌：此，"主明则下安"的道理。**殁**，通没，终也。**殁世**，终身。**殆**，《说文解字》："危也。"用这个道理养生，则人健康长寿，终身没有危害；用这个道理治理天下，则天下太平繁荣昌盛。

主不明则十二官危：心的功能异常，其他脏腑就要受到危害。

使道闭塞而不通，形乃大伤，以此养生则殃，以为天下者，其宗大危，戒之戒之！：使道，脏腑相使之道路，即十二脏腑相互联系的道路。包括：①有形之道，即经脉。马莳注："心主不明，则十二官危，凡各经转输之路，皆闭塞而不通。"②无形之道，即神气。王冰注："神气行使之道也。"主不明则十二脏腑相互联系的道路（经脉和神气），就会闭塞不通，形体就会受到大的伤害。**此**，指"主不明则十二官危"的道理。**殃**，祸害、损害。用这个道理养生，人的健康生命就会受到伤害。**宗**，宗族、宗庙，此指江山社稷。**其宗大危**，江山社稷有倾覆之危。用这个道理治理国家，就会江山不稳社稷危亡，一定要引起警惕。

素问·六节藏象论（节选）

【篇名解释】

节，次、度，有周期的意思。古人以"甲子"纪天度（纪年、纪月、纪日、纪时）。"甲子"代表天干地支，因为天干始于甲，地支始于子，天干地支配合始于甲子。若以甲子纪日，则甲子一周为六十日，为一节。一年三百六十日（360÷60＝6），有六个甲子周，为六节。**六节**，在此代表一年四季气候的变化。"**藏象**"一词在《内经》全书仅见于此篇。

本篇前半篇讲六节，是有关运气学说的内容，后半篇论藏象，并说明一年四季气候变化对人体的影响，故名篇。

【导读】

本篇认为：

① 人以五脏为本。五脏是生命活动的核心，也是生命活动所需物质生成、贮藏的主要场所。《灵枢·本神》："血脉营气精神，此五脏之所藏也……是故五脏主藏精者也，不可伤，伤则失守而阴虚，阴虚则无气，无气则死矣。"人以五脏为中心，联系各个局部，构成了以五脏为中心的五大功能活动系统，五脏是生命活动的根本。

② 五脏藏五神。五脏参与了神的活动，又称五神脏。"心者，神之变也""肺者，魄之处也""肝者，魂之居也"。《素问·宣明五气》："心藏神，肺藏魄，肝藏魂，脾藏意，肾藏志，是谓五脏所藏。"人的精神意识思维活动分属五脏，由心神统领。精神活动由五脏功能活动所产生，又以五脏所藏之精气为物质基础，五脏与精神活动关系密切。

③ 五脏主五体、五华。心"其华在面，其充在血脉"，肺"其华在毛，其充在皮"，肾"其华在发，其充在骨"，肝"其华在爪，其充在筋"，脾"其华

在唇四白,其充在肌"。中医学在整体观念指导下,建立了以五脏为中心的理论体系,整体与局部、五脏与各组织之间以经络相联系。五脏与五体、五华在生理上相互协调,病理上相互影响。其中五华是五脏精华的外现,是五脏功能表现于外的征象。如根据头发和骨骼发育可判断肾气的状况,爪甲的荣枯可反映肝血的盛衰,察五体、五华对诊治疾病有指导意义。

④ 五脏通于四时。人与自然相通应,脏腑的功能活动与自然的季节气候密切相关。心"为阳中之太阳,通于夏气",肺"为阳中之太阴,通于秋气",肾"为阴中之少阴,通于冬气",肝"为阳中之少阳,通于春气",脾、胃、大肠、小肠、三焦、膀胱"通于土气"。五脏与四时阴阳的关系,体现了"天人相应"的整体观。

【原文】

帝曰:藏象何如?岐伯曰:心者,生之本,神之变也;其华在面,其充在血脉,为阳中之太阳,通于夏气。肺者,气之本,魄之处也;其华在毛,其充在皮,为阳中之太阴,通于秋气。肾者,主蛰,封藏之本,精之处也;其华在发,其充在骨,为阴中之少阴,通于冬气。肝者,罢极之本,魂之居也;其华在爪,其充在筋,以生血气,其味酸,其色苍,此为阳中之少阳,通于春气。脾、胃、大肠、小肠、三焦、膀胱者,仓廪之本,营之居也,名曰器,能化糟粕,转味而入出者也;其华在唇四白,其充在肌,其味甘,其色黄,此至阴之类,通于土气。凡十一脏取决于胆也。

【解析】

帝曰:藏象何如?:藏象是怎样的? **藏**,藏也,指藏于体内的脏腑。**象**,征象、形象,指脏腑机能反映于外的征象和脏腑的实质形象。王冰注:"象,谓所见于外,可阅者也。"即通过脏腑机能反映于外的征象,来测知内在脏腑的机能状况,称为**藏象**。张介宾注:"象,形象也。脏居于内,形见于外,故曰藏象。"

岐伯曰:心者,生之本,神之变也;其华在面,其充在血脉,为阳中之太阳,通于夏气:心是生命活动的根本。**生之本**,心主血脉、藏神,五脏六腑皆受心神的统领和支配,故心为**生命的根本**。高世栻注:"心者,身之主,故为生之本。" **神之变**,《新校正》云:"全元起本并《太素》作'神之处'。" **神**,精神意识思维活动。**处**,居处。下文"魄之处""精之处""魂之居""营之居"例同。《灵枢·邪客》:"心者,五脏六腑之大主也,精神之所舍也",强调了心是生命活动的主宰，以及心与神的关系。**其华在面**，人的面部毛细血管丰富，皮下组织较薄，最能反映心血的状况。心的荣华与否可通过血脉反映于面。正常平人面色红润而有光泽，血脉充盈，脉象和缓有力；若心血虚则面色苍白无华，脉细无力；心火亢盛则面色红赤，脉数。《灵枢·决气》："血脱者，色白，夭然不泽。"**其充在血脉：脉**，脉管，血液运行的道路。《素问·脉要精微论》："夫脉者，血之府也。"心与脉相连，保证血在脉中正常运行、营养全身。心脏搏动把血液压向脉管而成脉搏，心的功能正常与否，可从脉象上反映出来。**为阳中之太阳，通于夏气**，前一个"阳"，指心的部位。心肺同居胸中膈上，部位属阳。后一个"阳"，指心的功能特点。心五行属火，有温煦、推动、向上的特性，故心为阳中之阳为太阳，而四时之中的夏季也五行属火，气候最为炎热为盛阳。五脏之阴阳与自然界之阴阳相通应，同气相求，故心与夏气相通。

肺者，气之本，魄之处也；其华在毛，其充在皮，为阳中之太阴，通于秋气：肺者，气之本，即肺主呼吸之气和一身之气，是宗气生成之处，是营卫之气布于全身的起点，是人身内外清浊之气交换的场所。《素问·阴阳应象大论》："天气通于肺。"《素问·五脏生成》："诸气者，皆属于肺。"**魄之处**，肺藏魄，魄为神的部分表现，包括形体的感觉及本能的动作等。张介宾在《灵枢·本神》中注："魄之为用，能动能作，痛痒由之而觉也。"**其华在毛，其充在皮**，肺主气，通过宣发肃降将营养物质布散于皮毛，输送于全身。《灵枢·决气》："上焦开发，宣五谷味，熏肤充身，泽毛，若雾露之溉。"肺的功能正常，皮毛润泽，腠理致密，卫外正常，不易受外邪侵袭。若肺气虚弱，皮毛枯槁，憔悴自汗，易受邪侵。**为阳中之太阴，通于秋气**，《甲乙经》《太素》"太阴"作少阴。肺所居的部位属阳，虽然在十二经脉当中称太阴，但就功能特点、与四时阴阳的关系，当为少阴。因肺主宣发又主肃降，为阳中之阴，秋季天气渐凉、阴气初升为少阴，故肺为阳中之少阴，通于秋气。

肾者，主蛰，封藏之本，精之处也；其华在发，其充在骨，为阴中之少阴，通于冬气：蛰，虫类冬眠伏藏为蛰，引申为潜藏，比喻肾气闭藏和藏精的功能。潜藏不是生命的终止，是潜藏生机，蓄积力量。肾藏精，宜闭固不宜妄泄，故曰肾为**封藏之本**。肾所藏之精包括先天之精和后天之精，二者相辅相成，结合组成肾中精气。精藏肾中，故曰肾为**精之处**。**其华在发，其充在骨**，肾藏精，精化髓，髓养骨。发为血之余，而精血互生。《素问·五脏生成》："肾之合骨也，其荣发也。"肾精充足，骨骼健壮，发黑而有光泽。肾精不足，骨软无力，步履艰难，骨脆易折，发早白或脱落。**为阴中之少阴，通于冬气**，《甲乙经》《太素》"少阴"作太阴。肾居下焦属阴，虽十二经脉为少阴，但就功能特点、与四时阴阳的关系，当为太阴。因肾主水，水寒润下，为阴中之阴为太阴，冬季天气寒冷阴气最盛，故肾为太阴，通于冬气。

肝者，罢极之本，魂之居也；其华在爪，其充在筋，以生血气，其味酸，其色苍，此为阳中之少阳，通于春气：罢极，古今注释不一：①疲劳。**罢**，音、义同疲。**极**，劳也。吴昆注："动作劳甚，谓之罢极。肝主筋，筋主运动，故为罢极之本。"疲劳过度叫罢极。**罢极之本**，肝为疲劳的根本，因肝主筋，筋主运动。②任劳。**罢**，繁体为罷，通羆。羆，雌熊、母熊，有刚勇多力的特性，**罷极**，引申为任劳，比喻肝的功能特点。高世栻注："罷，作羆。肝者将军之官，如熊羆之任劳，故为羆极之本。"肝为将军之官，有如熊羆一样任劳。**羆极之本**，肝为任劳的根本。③错简。a."四极"之误。**罢**，繁体罷去掉"能"，为四极，指四肢。**四极之本**，肝为四肢的根本。b."能（nài）极"之误。**罢**，繁体罷去掉"四"，为能，通耐。**能极**，耐受疲劳。**罢极之本**，肝为耐受疲劳的根本。李今庸教授认为："所谓能极，就是耐受疲劳。人之运动，在于筋力，肝主筋，而司人体运动，故肝为能极之本。后人……能上妄加四头，而成罷（罢），今应改正。"从本段经文所论内容看，"……之本"，如**"生之本""气之本""封藏之本""仓廪之本"**都是论各脏的生理，"疲劳"为病理，"四肢"虽然与肝主筋有关，却是有形体窍与脏腑的关系，"四肢之本"不能代表肝最主要的功能特点。所以，耐受疲劳、任劳较符合肝的功能特点。**魂之居也**，肝藏魂，魂为神的部分表现，包括谋虑、梦幻、恚怒、惊恐等情感活动。**其华在爪，其充在筋**，人的运动靠关节、肌肉来完成，而关节、肌肉靠筋膜来联结。**筋**，筋膜，指肌腱韧带之类的组织。肝藏血，淫气于筋，爪为筋之余，即筋的延续。肝血充盈，筋膜柔和，运动有力而灵活，爪甲红润光泽。肝血不足，筋膜失养，筋力不健，运动不利，甚至手足震颤，肢体麻木，屈伸不利，爪甲干枯不荣、变形、断裂。《素问·上古天真论》："肝气衰，筋不能动。"肝藏血，包括贮藏血液、调节血量。如外伤、大失血等，人体某部分需要的血液增多，通过肝调节血量，可将贮藏的血液分配过来，有如肝之生血。肝主疏泄，有主升、主动的特性，有如少阳春生之气，有如肝之生气。**以**，从而。**以生血气**，从而有肝生血气之说。**其味酸，其色苍**，根据《新校正》，此六字及下文"**其味甘，其色黄**"当去。**此为阳中之少阳，通于春气**，前一个"**阳**"，应从《针灸甲乙经》《太素》作阴。因肝居膈下，部位属阴。肝主疏泄，又具生发之特性，为阴中之阳为少阳，春季阳气初生为少阳，故肝通于春气。

脾、胃、大肠、小肠、三焦、膀胱者，仓廪之本，营之居也，名曰器，能化糟粕，转味而入出者也；其华在唇四白，其充在肌，其味甘，其色黄，此至

阴之类，通于土气：《灵兰秘典论》称脾胃为**仓廪之官**，本篇称脾及统领的五腑为**仓廪之本**，是强调其共同参与饮食物消化、吸收、转输、排泄方面的作用。营气化生于中焦脾胃，故称脾胃为**营之居**。**器**，器皿，此指盛贮水谷之功能。脾及五腑共同受纳运化水谷，转输五味精华入养五脏，出糟粕而通前后二阴，犹如水谷精气糟粕升降出入之器皿，故**名曰器**。"**能化糟粕，转味而入出**"的**化、转、出**，概括了五腑的特性。姚止庵注："入出二字妙，唯有入故有出也，大小肠脾胃膀胱皆先入而后出者。"**唇四白**，口唇四周的白肉。**其华在唇四白**，十二经脉中，手阳明大肠经的分支夹口两旁；足阳明胃经夹口两旁，环绕口唇。脾虽无经脉至口唇四周，但脾为后天之本，气血生化之源。口唇四周色泽不仅反映胃、大肠的变化，也能反映脾及五腑的功能状况。**其充在肌**，脾居中而灌溉四旁，全身肌肉需脾胃运化的水谷精微的濡养。脾的功能正常，肌肉丰满，健壮有力，口唇红润。脾虚不健，肌肉消瘦，肌痿无力，口唇不华。**至阴**，到阴，此指脾。脾应长夏，居春、夏、秋、冬之中，由阳而到阴，在这儿引申为往复。脾所居的季节为阴阳往复之时，故称脾为至阴。又因五腑与脾均有"**化糟粕，转味而入出**"的功能特点，故同归为**至阴之类**。张介宾注："脾以阴中之至阴而分王四季，故通于土气。此虽若指脾而言，而实总结六腑者，皆仓廪之本，无非统于脾气也，故曰此至阴之类。"**通于土气**，《内经》认为：①脾寄旺于四季，不独主于时。脾属土为万物之母，脾旺于四季，四时之中皆有土气，强调了脾为后天之本的重要性。《素问·太阴阳明论》："脾者，土也，治中央，常以四时长四脏，各十八日寄治，不得独主于时也。"认为脾寄旺于四时之末各十八日，不单独主四时的某一时。②脾主长夏。长夏指农历的六月，属土居一年之中，为多雨多湿的季节，脾与四时之中的长夏相通应。两说可互参。

凡十一脏取决于胆，《内经》中类似强调某一脏腑功能的做法很多，如"肺者，脏之长""胃者，五脏之本"等，主要为了强调胆的重要作用。后世有不同观点：①**凡十一脏取决于胆**。决，取决。脏腑功能活动的正常，取决于胆之作用的发挥。医家从不同角度对此进行了阐释：a. 胆附于肝也应春，胆气有升发的特性，脏腑之气皆赖胆气而升（李东垣、张志聪）。b. 胆居相火，温煦诸脏，腐熟水谷，脾能化食，全借少阳相火。相火根源于肾，寄于胆而布于三焦（赵献可）。c. 精神意识思维活动虽分属五脏，但决断在胆（王冰、马莳）。d. 少阳胆经居半表半里之间，有如枢纽可通达阴阳（张介宾、李中梓）。胆的功能正常，可使十一脏调和，故**凡十一脏取决于胆**。②**凡土脏取决于胆**。认为"十一"乃"土"之误，古书书写多为竖版，从校勘学角度看，把"土"写成

"十一"的可能性很大。此句在"**此至阴之类，通于土气**"之后，说明传化五腑与胆关系密切。将通于土气的五腑称为土脏，强调了脾的统领作用，也与古代脏腑混称有关。**决**，决通疏泄。脾、胃、大肠、小肠、三焦、膀胱，脾统领的土脏"**化糟粕，转味而入出**"的功能，有赖胆之决通疏泄，因为：a. 胆藏精汁，注于胃肠以助消化；b. 胆助肝疏泄，维持腑气通降；c. 胆居相火，参与腐熟水谷、温运脾土。故曰"凡土脏取决于胆"，目前这一观点更被认可。

素问·五脏别论（节选）

【篇名解释】

五脏，脏腑的统称。**别论**，别有所论。《素问》中以"别论"名篇的还有《阴阳别论》和《经脉别论》，是对一般常论的补充。由于本篇所论方法和内容，与《灵兰秘典》《六节藏象》《五脏生成》等有关藏象的篇章不同，是在常论之外别有所论，故名篇。

【导读】

经文对奇恒之腑与传化之腑、脏与腑的功能和区别进行了阐述。

① 奇恒之腑与传化之腑。奇恒之腑，"藏而不写"的功能似脏，却不在五脏之列，称府却有别于六腑。奇恒之腑的"不写"是相对的，如胆藏精汁，又主疏泄；女子胞主胎孕，又排泄经血。胆在《黄帝内经》各篇均归于六腑，独此篇将胆归于奇恒之腑。奇恒之腑概念的提出，突出了六者的重要性并沿用至今，丰富了藏象学说的内容。后世医家运用其理论，在临床确立了许多行之有效之法，如填精补髓、活血通脉、健脑、利胆、壮骨、暖宫等。传化之腑，"写而不藏"的功能虽与六腑相同，因胆已归于奇恒之腑，故不称六腑而名传化之腑。

② 脏与腑

a. 功能及特点。"五脏者，藏精气而不写也，故满而不能实。"五脏的功能为贮藏精气，而精气不宜外泻，功能特点为"满而不能实"，形容五脏藏精气的状态。五脏所藏精气是全身营养及功能活动的物质基础，精气不藏则病为虚证，故虚损常从五脏论治。"六腑者，传化物而不藏，故实而不能满也。"六腑的功能为传化水谷，而水谷不宜久藏，功能特点为"实而不能满"，形容六腑转输水谷的状态。若六腑传化失常，糟粕不能有序排出，滞留体内则影响五脏功能，故实证可从六腑论治，如用通里攻下法治疗急腹症。

b. 藏泻理论的相对性。脏腑的藏与泻是针对主要功能而言的，五脏的"不写"，是不向体外排泄精气，但在系统内、脏器间是不断输泻的，如肺输精于皮毛、肝淫气于筋、脾气散精、心淫精于脉，"肾者主水，受五脏六腑之精而藏之，故五脏盛乃能写"。此外，五脏浊气由腑传泻而出；六腑的"不藏"，也是相对的，六腑精气输于脏而藏之，如本篇"五味入口，藏于胃，以养五脏气"。

【原文】

黄帝问曰：余闻方士，或以脑髓为脏，或以肠胃为脏，或以为府，敢问更相反，皆自谓是。不知其道，愿闻其说。岐伯对曰：脑、髓、骨、脉、胆、女子胞，此六者，地气之所生也，皆藏于阴而象于地，故藏而不写，名曰奇恒之府。夫胃、大肠、小肠、三焦、膀胱，此五者，天气之所生也，其气象天，故写而不藏。此受五脏浊气，名曰传化之府。此不能久留，输写者也，魄门亦为五脏使，水谷不得久藏。所谓五脏者，藏精气而不写也，故满而不能实。六府者，传化物而不藏，故实而不能满也。所以然者，水谷入口，则胃实而肠虚；食下，则肠实而胃虚。故曰实而不满，满而不实也。

【解析】

黄帝问曰：余闻方士，或以脑髓为脏，或以肠胃为脏，或以为府（腑），敢问更相反，皆自谓是。不知其道，愿闻其说：方士，方术之士，又称道士。张志聪注："方士，修炼方术之士。"方术之士，指古代好讲神仙方术之人，常以修炼成仙和长生不死之药迷惑人，懂得一些医理和方药，在此引申为医生或通晓医理之人。**敢**，谦词，自言冒昧之意。**更**，更易、变换。**更相反**，彼此相反。**敢问更相反**，我冒昧地提出疑问，他们发表了彼此相反的看法，即"**或以脑髓为脏，或以肠胃为脏，或以为府**"的看法。**皆自谓是**，都认为自己的观点是对的。**不知其道，愿闻其说**，不了解产生这些说法的原因，希望听你解释其中的道理。从以上经文可以看出，关于脏腑的划分，历来都是有争议的。

岐伯对曰：脑、髓、骨、脉、胆、女子胞，此六者，地气之所生也，皆藏于阴而象于地，故藏而不写，名曰奇恒之府：女子胞，子宫、胞宫。**写**，通泻。地主藏万物，奇恒之腑藏阴精，精气宜藏不宜泻，**故藏而不写**。由于**此六者**的功能与地相类，所以为**地气之所生也，皆藏于阴而象于地**。这是古人取法天地，以说明人体功能特点的一种说理方法。为何称奇恒之腑：①**奇**，异也。**恒**，常也。**奇恒之府**，即异于常腑之义（高世栻）。②**奇**，读jī，无偶也。**恒**，有恒不变。**奇恒之府**，即无表里配偶之腑（胆除外）（张志聪）。以前者多用。有关奇恒之腑的理论，《内经》仅此一篇。

夫胃、大肠、小肠、三焦、膀胱，此五者，天气之所生也，其气象天，故写而不藏：天主变化为阳，**此五者**有转输运动的特性，也属阳与天相类，所以**为天气之所生也，其气象天**。五者的功能是输泻水谷，而水谷宜泻不宜久藏，**故写而不藏**。

此受五脏浊气，名曰传化之府。此不能久留，输写者也：受，接受。**浊气**，五脏代谢的产物。**化**，运化。**传**，传递、中转。**府**，通腑。五者接受五脏代谢的产物而排出体外，称为**传化之腑**，有运化水谷、排泄糟粕之义。这是因为水谷不能久留，不断输泻的缘故。饮食物进入体内，要有一个消化吸收的过程，既不能久藏，也不能不藏。久藏则大便秘结，六腑不通，输泻失司，胃肠的虚实更替被破坏，影响新陈代谢，甚至危及生命。不藏则洞泄无度，如慢性结肠炎，营养物质不能充分消化吸收，机体精气得不到补充，久之则脏气虚衰。

魄门亦为五脏使，水谷不得久藏：**魄门**，肛门。为何称魄门，医家认为：①肛门上通于大肠，大肠与肺相表里，肺藏魄，故肛门也称魄门，为肺之门户（马莳）。②魄通粕，糟粕之意。因肛门为排泄粪便糟粕之门户，故称魄门（丹波元简）。似以后者为是。**使**，役使。肛门的功能是输泻五脏之浊气，替五脏行使输泻功能，使糟粕不能久留于体内。

所谓五脏者，藏精气而不写也，故满而不能实。六府者，传化物而不藏，故实而不能满也：**不写**，精气宜藏不宜泻。认为五脏的功能是贮藏精气，而精气不宜外泻。**满**，指精气盈满。**实**，指水谷充实。所以五脏有精气盈满，而不能被水谷充实的特点。王冰注："精气为满，水谷为实，（五脏）但藏精气，故满而不能实。"**不藏**，水谷不宜久藏。六腑的功能是传化水谷，而水谷不宜久藏。所以六腑有充实水谷的特点，而不是精气盈满。脏腑的命名，虽有解剖学基础，但《内经》是以取象天地、比类阴阳为依据来命名的，并以"藏泻"论脏腑的功能，用"满实"形容脏腑的功能特点。

所以然者，水谷入口，则胃实而肠虚；食下，则肠实而胃虚。故曰实而不满，满而不实也：水谷入口，食在胃，则胃实而肠虚；食下在肠，则肠实而胃虚。六腑传化水谷，有胃肠虚实下行消化、排泄的活动规律，是后世论六腑以通为用、以下行为顺的依据。**故曰实而不满，满而不实也**，是进一步对脏腑功能特点的概括。

素问·经脉别论（节选）

【篇名解释】

经脉，指十二经脉，是流通气血的道路。**别论**，别有所论。本篇不是一般地论述经脉循行、作用，以及病变等内容，以喘、汗为例，以及饮食物的转输过程来谈经脉的变化，故名篇。

【导读】

下段经文论述了食气入胃后，精气在体内的转输、输布过程，并突出了经脉的作用，各脏腑在经脉的联系与作用下，共同完成了饮食物的转输。同时强调了心、肺在气血运行过程中的关键作用，特别是肺的作用（即"肺朝百脉"），以及与肺脉相关的寸口的脉诊学意义，所谓"气口成寸，以决死生"。

【原文】

食气入胃，散精于肝，淫气于筋。食气入胃，浊气归心，淫精于脉，脉气流经，经气归于肺，肺朝百脉，输精于皮毛。毛脉合精，行气于府，府精神明，留于四脏，气归于权衡，权衡以平，气口成寸，以决死生。

【解析】

食气入胃，散精于肝，淫气于筋：**食气**，谷食之气，即食物。**散精于肝**，谷食入胃后其精气布散于肝。这中间省略了对脾的运化转输、肺的宣发布散作用的描述。**淫**，甚也、余也，浸淫、滋养之意。**淫气**，滋养之气，与《素问·生气通天论》"风客淫气，精乃亡"的"淫气"不同。姚止庵注："病气为淫，食之精气亦以淫言者，皆指其余而称也。"肝主筋，谷食之气散于肝而滋养筋膜，故曰**淫气于筋**。

食气入胃，浊气归心，淫精于脉： 第二句也用了一个**"食气入胃"**，目的是提示谷食入胃后，所化生的另一部分精气的去向。**浊气，** 谷食之气中的浓稠部分，归心后化为血液。张介宾注："浊，言食气之厚者也。"谷食之气有清浊之分，其中清气行于五脏，浊气归心后化为血液。**浊气归心，** 谷食入胃后化生的精气，在心的作用下化为血液，因心主血脉，心居胃上。**淫，** 与上文同，浸淫、滋养。**精，** 归心的谷食之精气化生的营血。**淫精于脉，** 归心的谷食之精气化而为血，血行脉中。

脉气流经，经气归于肺，肺朝百脉，输精于皮毛：脉气， 脉中血气。**经，** 大的经脉。**经气，** 大的经脉中的血气。脉中血气流入大的经脉，大的经脉中的气血再流归于肺，因为肺朝百脉。肺又主皮毛，所以经过肺的宣发布散，精气输送至皮毛，滋养皮毛。**朝，** 朝会、会合。**肺朝百脉，** 百脉中的气血均朝会于肺。因为：①肺为十二经之首。十二经的流注次序，手太阴肺为始。②肺位居最高，为诸脏之华盖，心血入于脉中，再回到肺便有朝会之意。③肺主气：气血运行于诸经，有赖于气的推动、肺的调节。

"浊气归心，淫精于脉" 和 **"脉气流经，经气归于肺，肺朝百脉"，** 揭示了心主血脉、肺朝百脉这一气血运行的规律。

毛脉合精，行气于府：毛脉， 气血。肺主皮毛，心主血脉；肺藏气，心藏血。**毛脉合精，** 即气血相合。张介宾注："肺主毛，心主脉；肺藏气，心生血。一气一血，称为父母，二脏独居胸中，故曰毛脉合精。"**府，** 作经脉解为是，依据是《素问·脉要精微论》："夫脉者，血之府也。"**行气于府，** 精气行于经脉之中。通过心肺的共同作用，气血相合，使精气行于经脉之中。

府精神明，留于四脏：府精， 经脉中的精气，即气血。**神明，** 正常运行而不紊乱；不是指狭义之神明，是指广义之神明，是针对经脉中的气血运动变化而言的，可通过脉象的变化表现出来，所谓脉贵有神。**府精神明，** 经脉中的精气，正常运行而不紊乱。**四脏，** 心、肝、脾、肾。姚止庵注："脏本五而此言四者，盖指心肝脾肾言。"肺朝百脉，经气归于肺，再经肺的宣发布散，使精气流行输布于心、肝、脾、肾四脏。经脉中的精气，正常运行而不紊乱，并流行输布于心、肝、脾、肾四脏。

气归于权衡，权衡以平：权衡， 动态平衡。精气化为气血入于脉中，与精气的敷布要保持动态平衡。

气口成寸，以决死生：气口， 又称寸口、脉口，属手太阴肺经。**成寸，** 分尺成寸。张志聪注："成寸者，分尺为寸也。"强调全身经脉，可以分出一段作诊脉部位。**以决死生，** 切按寸口可诊查脏腑气血的盛衰以及人之死生。寸口诊脉法也符合生物全息理论，每一相对独立的部分，都能反映全部的生命信息。方寸之地，可判断人之生死。

【导读】

下段经文对饮入胃后，水精在体内的转输、输布过程进行了概括，为后世水液代谢的理论依据。水液代谢与五脏均有关，但与肺、脾、膀胱（包括肾）关系密切，并特别强调了肺的作用，即"通调水道，下输膀胱"，故后世对痰饮水湿之病多从肺脾肾论治。其中：①"上输于脾，脾气散经，上归于肺"反映出土生金的五行生克制化规律，是后世"培土生金"、化痰治肺法的理论依据。临床可通过补脾治疗肺气虚，因培土可以生金；对喘咳痰多之证，健运脾湿可达化痰治肺之目的。因脾失健运，水液代谢障碍则生痰生饮，影响肺的宣降则咳喘，故有"脾为生痰之源，肺为贮痰之器"之说。②"通调水道，下输膀胱"是后世提出"肺为水之上源""水肿治肺""开肺气行水气"的理论渊源。临床对肺失宣降所致小便不利，用"提壶揭盖"法宣肺利小便；对肺气郁闭水液停留的水肿病，用开肺气行水气之法治疗。

【原文】

饮入于胃，游溢精气，上输于脾，脾气散精，上归于肺，通调水道，下输膀胱。水精四布，五经并行。合于四时五脏阴阳，揆度以为常也。

【解析】

饮入于胃，游溢精气，上输于脾，脾气散精，上归于肺：上一段论"食气入胃"，这一段论"饮入于胃"，难道"食"和"饮"的转输过程不同吗？其实是同时进行的。只不过这一段作者要强调肺、脾、肾，特别是肺在水液代谢方面的特殊作用。**饮**，水饮，泛指各种饮料。饮一般不兼有食物，而上一段的"食气"，多含有水的成分。**精气**，水饮中的精微之气。**游溢精气**，精气满溢。水液入胃中，化生精微，转输于脾脏，自脾而达肺。因肺脉起于中焦，脾气以升为顺，故精气**上输于脾，脾气散精**，上归于肺。

通调水道，下输膀胱：此是针对肺在水液代谢方面的特殊作用而言的。**通调**，疏通、调节。**水道**，水液运行和排泄的道路，这里指三焦。《素问·灵兰秘典论》："三焦者，决渎之官，水道出焉。"**膀胱**，包括了肾的作用。肺居上焦，通过肺的宣发肃降，使水液不断向下焦输送。因此，肺有通调三焦水道、下输膀胱之功效。水液在肾和膀胱的气化作用下，最后变为尿液排出体外。原文省略了肾、大肠、小肠在水液代谢方面的作用。

水精四布，五经并行：水精，水饮中的精微。**水精四布**，张志聪注："水精四布者……四布于皮毛。"这种观点不全面。张介宾注："凡肺气所及，则水精布焉。"凡肺气到达的地方，都是水精布散之处，以此注为是。水液在脾的运化、肾的温化、特别是肺的宣化作用下，水精四布于周身内外，内而脏腑经脉，外而皮毛筋骨。**五经**，五脏之经脉。**并行**，相互贯通。张志聪注："五经并行者，通灌于五脏之经脉也。"水精在肺、脾、肾，特别是肺的作用下，使水精四布于周身内外，五脏之经脉相互贯通，从而维持水液代谢的平衡协调。

合于四时五脏阴阳，揆度以为常也：合，结合。**揆度**，测度、度量。把结合四时五脏阴阳测度经脉变化，作为正常的诊脉法则，因为四时寒暑的变化对人的脏腑经脉有影响。另，有医家如马莳认为阴阳、揆度指古代医经篇名，依据不足。

素问·太阴阳明论（节选）

【篇名解释】

太阴，足太阴脾。**阳明**，足阳明胃。本篇从经脉联系、生理功能、受邪及发病特点等方面，广泛讨论了脾与胃的关系，故名篇。

一、太阴、阳明阴阳异位、生病各异

【导读】

该段经文阐述了足太阴脾与足阳明胃的生理病理特点及区别，并提出"阳道实，阴道虚"的重要学术观点。

(1) "阳道实，阴道虚"：概括了阴阳的基本特性，也是对脾胃生理病理特点的高度概括。凡事物之属阳者，多具刚悍、充实、向外等特点；事物之属阴者，多具柔弱、不足、向内等性质。就脾胃而言：①生理上，胃腑为阳，其气象天，功主容纳，故阳道实；脾脏为阴，其气象地，功主运化，故阴道虚。

②病理上，阳明之病，津液易伤，病多从燥化、热化，热证、实证多见；太阴之病，阳气易损，病多从湿化、寒化，寒证、虚证多见，有"实则阳明，虚则太阴"之说。③治疗上，胃虽有虚寒之证，常兼脾虚表现，治疗常从补脾入手；脾虽有实热之证，治疗多从泻胃入手。

（2）太阴、阳明的区别：见表4-1。

表 4-1　太阴、阳明的区别

经脉		太阴	阳明
脏腑表里部位各异		属脏、主里	属腑、主表
生理	四时之中互有虚实互有逆从	秋冬为从，春夏为逆	春夏为从，秋冬为逆
	经脉循行或从内或从外	阴气从足上行至头，下行循臂至指端	阳气从手上行至头，下行至足
病理	病证	多虚证、寒证（"阴道虚"）	多实证、热证（"阳道实"）
	发病	内伤致病，先伤阴经而害五脏（"食饮不节，起居不时者，阴受之……阴受之则入五脏"）	外邪入侵，先伤阳经而犯六腑（"故犯贼风虚邪者，阳受之……阳受之则入六腑"）
	症状	䐜满闭塞，下为飧泄，久为肠澼	身热，不时卧，上为喘呼
	病位	阴受湿气，伤于湿者下先受之	阳受风气，伤于风者上先受之
	疾病发展趋势	下行极而上	上行极而下

【原文】

黄帝问曰：太阴阳明为表里，脾胃脉也，生病而异者，何也？岐伯对曰：阴阳异位，更虚更实，更逆更从，或从内，或从外，所从不同，故病异名也。

帝曰：愿闻其异状也。岐伯曰：阳者，天气也，主外。阴者，地气也，主内。故阳道实，阴道虚。故犯贼风虚邪者，阳受之；食饮不节，起居不时者，阴受之。阳受之则入六腑，阴受之则入五脏。入六腑则身热，不时卧，上为喘呼。入五脏则䐜满闭塞，下为飧泄，久为肠澼。故喉主天气，咽主地气。故阳受风气，阴受湿气。故阴气从足上行至头，而下行循臂至指端；阳气从手上行至头，而下行至足。故曰：阳病者，上行极而下；阴病者，下行极而上。故伤于风者，上先受之；伤于湿者，下先受之。

【解析】

黄帝问曰：太阴阳明为表里，脾胃脉也，生病而异者，何也？：太阴阳明

为表里，在循行路径上，太阴脾经属脾络胃，阳明胃经属胃络脾，二者构成了表里络属关系。**脾胃脉也**，太阴、阳明分别是脾胃的经脉。**生病而异者，何也?**，脾胃两经发生的病变各不相同，这是什么道理?

岐伯对曰：阴阳异位：二者经脉循行的部位不同，有上行下行之异。王冰注："脾脏为阴，胃腑为阳，阳脉下行，阴脉上行。"

更虚更实，更逆更从：指太阴、阳明与季节的关系。**更**，更替。春夏属阳，阳气偏盛，阴气偏衰，阳明与之相应，故春夏阳明经气实为从，太阴经气虚为从。反之则为病态，如春夏阳明经气虚、太阴经气实为逆。秋冬属阴，阴气偏盛，阳气偏衰，太阴与之相应，故秋冬太阴经气实为从，阳明经气虚为从。反之则为病态，如秋冬太阴经气虚、阳明经气实为逆。

或从内，或从外，所从不同，故病异名也：从内、从外，指经脉循行有向内、向外的不同。杨上善注："足之三阴，从外向内；足之三阳，从内向外也。"由于经脉循行不同，所以产生病证的名称也不同。

帝曰：愿闻其异状也：**状**，症状。想听一听太阴、阳明各自不同的症状。

岐伯曰：阳者，天气也，主外。阴者，地气也，主内：人的阳经、六腑属阳，有如天气，主外、主表；人的阴经、五脏属阴，有如地气，主内、主里。

故阳道实，阴道虚：**道**，规律，此指性质和特点。对此句经文有多种解释，就本篇脾胃而言，胃的病证特点为实，脾的病证特点为虚，即阳明多实、太阴多虚。

故犯贼风虚邪者，阳受之；食饮不节，起居不时者，阴受之。阳受之则入六腑，阴受之则入五脏：言病邪不同，侵犯传播的途径不同，造成的病变也不同。虚邪贼风，从阳经（表）传入六腑；饮食劳伤，易损阴经（里）传入五脏。

而《素问·阴阳应象大论》又说："故天之邪气，感则害人五脏；水谷之寒热，感则害于六腑。"两者观点似乎相反。对此，张琦《素问释义》云："以形气言，邪气无形故入脏，水谷有形故入腑；以表里言，腑阳主外，故贼风虚邪从外而受；脏阴主内，故饮食不节从内而受。实则脏腑皆当有之，盖内外之邪，病情万变，非一端可尽，故广陈其义耳。"认为这是从不同角度，来认识内外之邪、入脏入腑的问题，同时也说明邪气伤人的复杂性。

入六腑则身热，不时卧，上为喘呼：阳邪入于胃腑，邪热交争，胃主肉，故身热。**不时卧**，《针灸甲乙经》作不得卧，因身热而不得安卧。肺脉循胃口，上膈属肺，故阳明邪热逆于上，肺气不得宣降，则为喘息之症。

入五脏则䐜满闭塞，下为飧泄，久为肠澼：阴邪入于脾脏，脾气升降失司，气机闭塞，故为䐜胀腹满。脾不运化，则下为飧泄。**肠澼（pì）**，利下脓血之证，如痢疾等。脾病日久，郁积不运，久为肠澼。

故喉主天气，咽主地气：**天气**，清阳之气。**地气**，水谷之气。喉司呼吸，天气由喉入肺，下及五脏，故说喉主天气。咽纳水谷，水谷由咽入胃，下及六腑，故说咽主地气。

故阳受风气，阴受湿气：风为阳邪，同气相求，故阳经之气易感受风气。湿为阴邪，同气相求，故阴经之气易感受湿气。

故阴气从足上行至头，而下行循臂至指端；阳气从手上行至头，而下行至足：**阴气、阳气**，手足三阴三阳经脉之气。**头**，可作"腹"理解，因阴经只有肝经有分支上头。《灵枢·逆顺肥瘦》："手之三阴，从脏走手；手之三阳，从手走头；足之三阳，从头走足；足之三阴，从足走腹。"与此同义。

故曰：阳病者，上行极而下；阴病者，下行极而上：此言病邪日久，随经气传变。因为经脉是气血运行之道路，也是病邪传递之道路。阳经病邪在上，病久随阳经之气下行，传于阴经，因阳经从头走足；阴经病邪在下，病久随阴经之气上行，传于阳经，因阴经从足走腹。

故伤于风者，上先受之；伤于湿者，下先受之（图 4-1）：不同性质的邪气，对人体不同部位，有一定的易感趋向性。《灵枢·百病始生》亦云："清湿袭虚，则病起于下；风雨袭虚，则病起于上。"因此，六淫之邪伤人，风邪多先伤人上部，湿邪多先伤人下部。张介宾注："阳受风气，故上先受之。阴受湿气，故下先受之。然上非无湿，下非无风，但受有先后耳。曰先受之，则后

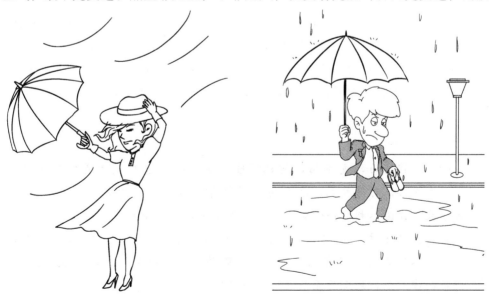

图 4-1　风先伤上、湿先伤下

者可知矣。"同时也指出，不同部位受邪的复杂多样性。以湿邪为例，《素问·阴阳应象大论》："地之湿气，感则害皮肉筋脉"，《素问·生气通天论》："因于湿，首如裹"，所伤部位可有经络、脏腑、肌肉、筋脉之区别，邪气可兼风、热、寒、暑之不同。所以临证之时，判断邪气所伤及所伤部位，还需具体问题具体分析。

二、脾为胃行其津液及脾不独主于时

【导读】

本段经文论述了以下几点。

（1）脾为胃行其津液

① 足太阴脾经"贯胃属脾络嗌"，胃之精气津液，通过脾经输送至手足三阴、三阳经："太阴为之行气于三阴""亦为之行气于三阳"。

② 五脏六腑均通过脾经，得到胃中水谷精气，即"脏腑各因其经而受气于阳明"。张介宾注："四肢之举动，必赖胃气以为用，然胃气不能自至于诸经，必因脾气之运行，是则胃中水谷之气，化为精微，乃得及于四肢也。"

（2）脾不独主于时。"常以四时长四脏，各十八日寄治，不得独主于时也"，即脾通过四脏主四时，寄旺于四季之末各十八日，不单独主一个时令，使脾气达于全年每一天，有"脾旺于四季"之说。脾不单独主时、寄旺于四季的观点，补充了四时五脏阴阳理论，因《素问·金匮真言论》《素问·阴阳应象大论》《素问·六节藏象论》等多篇，均为脾主长夏说。两说均强调了脾为万物之母、后天之本的重要性，体现了《黄帝内经》重视脾胃的学术思想，李东垣受其影响著有《脾胃论》，创立补土学派，成为金元四大家之一。

【原文】

帝曰：脾病而四支不用，何也？岐伯曰：四支皆禀气于胃，而不得至经，必因于脾，乃得禀也。今脾病不能为胃行其津液，四支不得禀水谷气，气日以衰，脉道不利，筋骨肌肉，皆无气以生，故不用焉。

帝曰：脾不主时，何也？岐伯曰：脾者土也，治中央，常以四时长四脏，各十八日寄治，不得独主于时也。脾脏者，常著胃，土之精也。土者，生万物而法天地，故上下至头足，不得主时也。

> 帝曰：脾与胃以膜相连耳，而能为之行其津液，何也？岐伯曰：足太阴者，三阴也，其脉贯胃属脾络嗌，故太阴为之行气于三阴。阳明者，表也，五脏六腑之海也，亦为之行气于三阳。脏腑各因其经而受气于阳明，故为胃行其津液。四支不得禀水谷气，日以益衰，阴道不利，筋骨肌肉无气以生，故不用焉。

【解析】

帝曰：脾病而四支不用，何也？：支，通肢。**不用**，不能随意运动。脾病使四肢痿废，不能随意运动，这是什么原因？

岐伯曰：四支皆禀气于胃，而不得至经，必因于脾，乃得禀也：禀，承受。**至经**，《太素》作径至，直接到达。四肢都禀受水谷精气，但胃中水谷精气不能直接到达，必须通过脾的转输，四肢才能禀受。

今脾病不能为胃行其津液：津液，水谷之精气。现在脾病不能为胃转输津液。

四支不得禀水谷气，气日以衰，脉道不利，筋骨肌肉，皆无气以生，故不用焉：四肢禀受不到水谷精气，导致精气日益衰减，经气空虚。筋骨肌肉得不到水谷精气的滋养，所以四肢痿废，不能随意运动。

以上"**脾病而四支不用**"，是从病理的角度反证"脾主四肢"的生理功能，对临床有指导作用。临床见四肢软弱、不能随意运动或肌肉萎缩等病证，应注重从脾胃入手，即《素问·痿论》"治痿独取阳明"之义。下论脾不独主于时。

帝曰：脾不主时，何也？：**脾不主时**，脾不独主于时、不单独主一个时令，为什么？

岐伯曰：脾者土也，治中央，常以四时长四脏：治，主持。脾在五行属土，主中央。长，主管。脾常在四时分主于四脏。

各十八日寄治，不得独主于时也：寄旺于四季最后的十八天，不单独主一个时令。如春季共九十天，前七十二天由肝所主，后十八天由脾所主，四时之中皆有土气。张志聪注："春、夏、秋、冬，肝、心、肺、肾之所主也。土位中央，灌溉于四脏，是以四季月中，各王十八日。是四时之中皆有土气，而不独主于时也。五脏之气，各主七十二日，以成一岁。"

脾脏者，常著胃，土之精也：著，彰显、昭著。脾脏的转输作用，常使胃中的水谷之精气彰显于外。

土者，生万物而法天地：法，取法、效法。脾土之气，取法天地而生养万物。

故上下至头足，不得主时也：上下至头足，周身上下。脾为后天之本，所以脾气周身上下无所不至，不单独主一个时令。

帝曰：脾与胃以膜相连耳，而能为之行其津液，何也?：脾与胃以膜相连，就是以膜相隔，脾却能为胃转输水谷精气，是什么道理？是通过经脉转输的。因为脾、胃两经，互为表里，有经脉相互络属。

岐伯曰：足太阴者，三阴也：《内经》以阴气之多少分三阴。厥阴为一阴，少阴为二阴，太阴为三阴，故称足太阴为三阴。

其脉贯胃属脾络嗌：嗌，音 yì，咽嗌，食管上口。足太阴的经脉贯通于胃，连属于脾，络于食管上口。

故太阴为之行气于三阴：为之，为胃。行气，运行水谷精气。三阴，手足三阴。脾为胃运行水谷精气于三阴经（以入养五脏）。

阳明者，表也，五脏六腑之海也：足阳明胃经是足太阴脾经之表，是五脏六腑营养供给的场所。

亦为之行气于三阳：三阳，手足三阳经。前文说"太阴为之行气于三阴"，故此处"亦为之行气于三阳"仍指太阴。脾也为胃输送水谷精气于三阳经。

脏腑各因其经而受气于阳明，故为胃行其津液：其经，脾经。五脏六腑分别通过脾经，得到胃中的水谷精气，所以脾是为胃行其津液的。

四支不得禀水谷气，日以益衰，阴道不利，筋骨肌肉无气以生，故不用焉：此二十八字，与上文重复，疑是衍文。

灵枢·本神（节选）

【篇名解释】

本，本原、根本，有溯本求源之义，引申为推求。**神**，狭义之神，指精神意识思维活动，包括神、魂、魄、意、志、思、虑、智。本篇为论神的专篇，通过对神与五脏的关系以及神失常后所致病变等内容的论述，阐明神的概念、分类及作用，进而说明神的得失是辨治疾病的关键，故名篇。

一、神的产生、概念及对养生的意义

【导读】

下段经文对狭义之神进行了重要论述。

（1）神的概念及分类。人身之神包括广义之神和狭义之神。广义之神包括狭义之神，二者关系密切。

① 广义之神，指人的生命活动及现象。广义之神与形的发生、发展、消亡是同步的。形为神之基，神为形之主，是形有生命力的标志。本段"两精相搏谓之神"，即包含着形与神的关系，即父母生殖之精结合，孕育出一个新的生命个体。神从无到有，并从低级到高级不断发展完善。但随着形体的衰老、消亡，神的作用也逐渐减弱甚至消失。《灵枢·天年》："五脏皆虚，神气皆去，形骸独居而终矣。"

② 狭义之神，为本篇论述的主要内容，指人的精神意识思维活动。包括：a. 精神意识活动，即神、魂、魄、意、志；b. 意识思维活动，即意、志、思、虑、智；c. 精神情志活动，即喜、怒、忧、思、悲、恐、惊七情或怒、喜、思、悲、恐五志。狭义之神由心所主，分属五脏，魂、魄、意、志等均为心神派生而生，为心神的一种表现形式。狭义之神与形的关系，为先有形、后有神。形为神之本，神对形有巨大的反作用。《灵枢·天年》："血气已和，荣卫已通，五脏已成，神气舍心，魂魄毕具，乃成为人。"即气血调和，营卫运行畅通，五脏形成，神藏于心，魂魄具备，才能成为形神兼备、有灵机智慧的健全之人。

（2）人的思维过程。人的整个思维过程分为五个阶段，即意、志、思、虑、智。人的意识思维活动，从"任物"到"处物"，由心担任并发挥主导作用，"所以任物者谓之心"，同时需配合五脏共同来完成。本段经文对思维过程的论述，与现代心理学所表达的认知活动包括感觉、知觉、记忆、比较、分析、综合、判断等过程十分相似。如"任物"，相当于感觉；"意""志"，相当于知觉、记忆；"思"，相当于比较、分析；"虑"，相当于综合；"智"，相当于判断。这充分反映出古人对思维过程的重视及研究水平。

（3）调摄精神的意义。就精神与物质而言，先有物质，后有精神，精神对物质有巨大的能动作用，此即狭义之神与形的关系。意志是人类特有的主观能动性，人通过主观意志，能主动调节人体以适应自然。古人认识到形体受精神的支配，而精神活动，可通过意志加以自我调控。这在气功疗法中表现最为突出，并称其为意念。所以，主动调摄精神情志对养生防病有重要意义。

【原文】

黄帝问于岐伯曰：凡刺之法，先必本于神。血脉营气精神，此五脏之所藏也。至其淫泆离藏则精失，魂魄飞扬，志意恍乱，智虑去身者，何因而然乎？天之罪与？人之过乎？何谓德气生精神魂魄心意志思智虑？请问其故。

岐伯答曰：天之在我者德也，地之在我者气也，德流气薄而生者也。故生之来谓之精，两精相搏谓之神，随神往来者谓之魂，并精而出入者谓之魄，所以任物者谓之心，心有所忆谓之意，意之所存谓之志，因志而存变谓之思，因思而远慕谓之虑，因虑而处物谓之智。故智者之养生也，必顺四时而适寒暑，和喜怒而安居处，节阴阳而调刚柔。如是，则僻邪不至，长生久视。

【解析】

凡刺之法，先必本于神：凡刺之法，泛指各种治疗方法、技术。**先必**，《甲乙经》作必先。**本**，根本。**神**，广义之神，生命活动的主宰，包括精神意识和思维活动，是脏腑精气的表现，反映脏腑精气的盛衰。各种治疗方法，必须首先以神为根本。因为治疗技术之所以能发挥作用，除了辨证立法准确、治疗措施正确外，更主要的是人体神机的作用。如果脏腑精气竭绝，神机衰败，任何先进的诊疗技术，都将无能为力。所以，神的盛衰决定了治疗效果。形体衰败，血脉竭尽，治疗不见功效是什么原因？是神不使，即神机衰败，不能发挥其作用。

血脉营气精神，此五脏之所藏也：神，狭义之神，指精神意识思维活动。血脉、营气及精神意识等，都藏于五脏。

至其淫泆离藏则精失，魂魄飞扬，志意恍乱，智虑去身者，何因而然乎？：淫泆（yì），七情过度。**离藏**，与五脏分离，即血脉、营气、精神不藏于五脏。**精失**，精气散失。如果七情过度，使血脉、营气、精神与五脏分离，则精气散失，魂魄不定而飞扬，志意无主而恍乱，思考决断能力丧失。**何因而然乎？**，这是什么原因造成的？

天之罪与？人之过乎？何谓德气生精神魂魄心意志思智虑？请问其故：与，同欤，语助词，表示疑问。是自然的惩罚呢？还是人为的过失呢？什么叫德气生精、神、魂、魄、心、意、志、思、智、虑？请问其中的道理。

天之在我者德也，地之在我者气也：德，法则、规律。**天之德**，自然界的正常规律，如气候、阳光、空气、雨露等。**地之气**，大地赋予人生存的物质条件，如饮食五味、山川、河流等。**天之德、地之气**，是天地赋予人类生存的前提条件。《素问·六节藏象论》："天食人以五气，地食人以五味"与此同义。食，音 sì，饲养、供给。

德流气薄而生者也：流，流动。**薄**，相交。天德下流，地气上交，阴阳相错，升降相因，才有了生化之机和生命的产生。《素问·宝命全形论》："天地合气，命之曰人。"《素问·天元纪大论》："在天为气，在地成形，形气相感而化生万物矣。"《素问·六节藏象论》："天食人以五气，地食人以五味……气和而生，津液相成，神乃自生。"气和，五脏之气调和，均阐明人的生命，本源于天地物质世界，这是古人的自然观和生命观。

故生之来谓之精：生之来，与生俱来。**精**，先天之精、生殖之精，是形成人体的原始物质。这种与生俱来，先我形体而有的物质叫精。杨上善注："雄雌两神相搏，共成一形，先我身生，故谓之精也。"男女两性交合，共同孕育一个新的形体，这种先形体而有的原始物质，叫做精。《灵枢·决气》："两神相搏，合而成形，常先身生，是谓精。"精，男女两性的生殖之精。

两精相搏谓之神（图 4-2）：**两精**，男女两性生殖之精，即父母之精。**相搏**，相结合。父母之精结合而产生的生命现象称为**神**，为广义之神（包括狭义之神）。两性的生殖之精结合，在形成胚胎的同时就孕育着神。

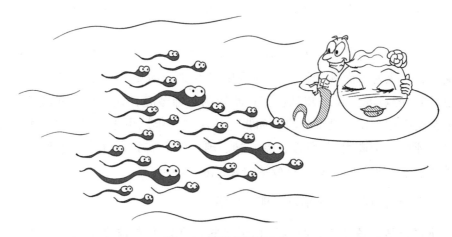

图 4-2　两精相搏谓之神

随神往来者谓之魂：神，因与魂、魄并言，故为狭义之神，指精神意识思维活动，藏于心，由心所主。张介宾注《天年》："神之为义有二：分言之，则阳神曰魂，阴神曰魄，以及意志思虑之类皆神也。合言之，则神藏于心，而凡情志之属，惟心所统，是为吾身之全神也。"**魂**，受神支配，为神活动的一部分，属狭义之神的范畴，故曰**随神往来**。杨上善注："魂者，神之别灵也。"魂与谋虑、运动、目视、睡眠等有关，若魂不受神的支配，则可出现多梦、幻觉、梦游等。唐容川《医经精义》注："昼则魂游于目而为视，夜则魂归于肝而为寐。魂不安者梦多，魂不强者虚怯。"张介宾注："魂之为言，如梦寐恍惚、变幻游行之境皆是也。神藏于心，故心静则神清；魂随乎神，故神昏则魂荡。"魂属后天获得的、有意识非本能的、较高级的心理活动，是逐渐形成并完善的。神与魂均以血为物质基础，魂附于血中，由肝所主，并统领于心。

并精而出入者谓之魄：**精**，先后天之精，为构成形体的基本物质，此代指形体。并，作依附解。**魄**，附形而存在，随身形的成长而壮大，故曰**并精而出入**。魄表现为遗传中被固定下来的、与生俱来的、无意识本能的、较低级的神经精神活动。如新生儿啼哭、吮吸、非条件反射性的动作和感觉，包括视觉、听觉、触觉、痛觉等。《左传·昭公二十五年》孔颖达疏："附形之灵为魄……附形之灵者，谓初生之时，耳目心识，手足运动，啼呼为声，此则魄之灵也。"张介宾注："魄之为用，能动能作，痛痒由之而觉也。精生于气，故气聚则精盈；魄并于精，故形强则魄壮。"**魄也为神活动的一部分，属狭义之神的范畴**。由于人体的盛衰、能力的高低等，与魄有关，以精为物质基础，而肾藏精。另，魄附于气中，由肺所主，本文言"肺藏气，气舍魄"，故精与气同为魄的物质基础。精与气相互依存、相互转化，精足气旺魄才能发挥正常作用，表现为感觉灵敏、动作协调等。

对于魂与魄的区别，张介宾注："精对神而言，则神为阳而精为阴；魄对魂而言，则魂为阳而魄为阴。故魂则随神往来，魄则并精出入。"汪昂亦注："魂属阳，肝藏魂，人之知觉属魂；魄属阴，肺藏魄，人之运动属魄。"同时，魂魄常交织在一起，很难分清，如张介宾注《天年》引朱子曰："人生则魂魄相交，死则各相离去。"所以，精、神、魂、魄只有并存并用，才能成为一个完整的、形神兼备的、有灵机智慧的人，缺一不可。

以下论人的意识思维活动，即心理活动。

所以任物者谓之心，心有所忆谓之意，意之所存谓之志，因志而存变谓之思，因思而远慕谓之虑，因虑而处物谓之智：《内经》认为人的意识思维活动，由心来完成，因心主神明。心担任着从"**任物**"到"**处物**"整个意识思维活动的过程。**任物**，担任、接受。**忆**，追忆、意念萌动。**意**，意念，为思维活动的开始。接受外物刺激的是心，心接受事物进行追忆或意念萌动未成定见的是意。**存**，定也、留也。**志**，志向。意念确定并留存下来，形成志向的是志。**变**，变化、改变。**思**，思考。围绕志向反复比较、思考的是思。**远慕**，深谋远虑。**虑**，思虑。思考由近及远、深谋远虑的是虑。**处物**，处理事务。**智**，智慧。思虑后正确判断与处理事务的是智。

以下承上文，继论智者的养生之法。

故智者之养生也，必顺四时而适寒暑，和喜怒而安居处，节阴阳而调刚柔。如是，则僻邪不至，长生久视：智者，明智的人、有智慧的人、懂得养生之道的人。所以智者的养生方法，必须顺应春、夏、秋、冬四时寒暑的变迁，调和情志和生活起居有常。**节**，调节。**刚柔**，分属阴阳，则刚为阳、柔为阴。养生之道的根本即在于调节阴阳，使其平衡。**僻（pì）邪**，致病之邪气。如果能够做到这些，就不会受到邪气的侵袭，长寿不衰。

二、情志病证

【导读】

下段经文论述了五脏情志病证和情志致病规律。

（1）五脏情志病证。情志过激或持续不解，可致五脏功能失调、气机紊乱，产生各种病变。

（2）情志致病规律。情志发于五脏，情志过激或持续不解可伤及五脏。

① 伤及本脏。《素问·阴阳应象大论》的愤怒伤肝、喜乐伤心、思虑伤脾、悲忧伤肺、惊恐伤肾，本篇"恐惧而不解则伤精"。

② 多伤及于心。情志虽分属五脏，却由心所主。本篇"怵惕思虑则伤神，神伤则恐惧，流淫而不止""喜乐者，神惮散而不藏""盛怒者，迷惑而不治""恐惧者，神荡惮而不收"，《灵枢·邪气脏腑病形》"愁忧恐惧则伤心"，《灵枢·口问》"悲哀愁忧则心动，心动则五脏六腑皆摇"。

③ 按五行生克乘侮伤及他脏。如本篇怵惕思虑伤心神、悲哀动中伤肝魂、喜乐无极伤肺魄、盛怒不止伤肾志。

④ 同时伤及多脏。情志致病严重时可伤及多脏，本篇怵惕伤肾、思虑伤脾、怵惕思虑又伤心神，说明了情志致病的错综复杂性。

【原文】

　　是故怵惕思虑者则伤神，神伤则恐惧，流淫而不止。因悲哀动中者，竭绝而失生。喜乐者，神惮散而不藏。愁忧者，气闭塞而不行。盛怒者，迷惑而不治。恐惧者，神荡惮而不收。

　　心怵惕思虑则伤神，神伤则恐惧自失，破䐃脱肉，毛悴色夭，死于冬。脾愁忧而不解则伤意，意伤则悗乱，四肢不举，毛悴色夭，死于春。肝悲哀动中则伤魂，魂伤则狂忘不精，不精则不正，当人阴缩而挛筋，两胁骨不举，毛悴色夭，死于秋。肺喜乐无极则伤魄，魄伤则狂，狂者意不存人，皮革焦，毛悴色夭，死于夏。肾盛怒而不止则伤志，志伤则喜忘其前言，腰脊不可以俛仰屈伸，毛悴色夭，死于季夏。恐惧而不解则伤精，精伤则骨酸痿厥，精时自下。是故五脏主藏精者也，不可伤，伤则失守而阴虚，阴虚则无气，无气则死矣。是故用针者，察观病人之态，以知精神魂魄之存亡，得失之意，五者以伤，针不可以治之也。

【解析】

　　是故怵惕思虑者则伤神：怵，恐也。**惕**，惊也。**怵惕**，惊恐。惊恐伤肾，水克火，故伤心神。思虑伤脾，子盗母气，故伤心神。神在生命中起主导作用，所以惊恐思虑过度可伤心神。

　　神伤则恐惧，流淫而不止：流淫，滑精。心藏神，神伤则心气虚而恐惧。心病及肾，肾所藏之精失于固摄，则滑精不止。

　　因悲哀动中者，竭绝而失生：动中，伤及内脏之意。**竭绝**，内脏精气衰竭。悲哀太甚，则伤及内脏，使内脏精气衰竭而丧失生命。

　　喜乐者，神惮散而不藏：神惮散，神气涣散。心藏神，在志为喜，若喜乐无极，则伤心神，使神涣散不聚，不能藏于心。临床可见因过度喜乐所致癫狂一类的病证。

　　愁忧者，气闭塞而不行：脾藏意，在志为忧思。若愁忧过度，则伤脾伤意，使中焦气机滞塞，升降失常，临床可见胸脘痞闷、腹胀不食等症。

　　盛怒者，迷惑而不治：盛怒，大怒。**迷惑**，神志不清。**不治**，乱也，指思维紊乱。怒为肝之志，怒则气上，血随气升，上扰神明，心神被扰，则神志不清，思维紊乱。

　　恐惧者，神荡惮而不收：荡惮，动荡耗散。**不收**，神气不收，表现为心神不安。肾藏精，在志为恐，精为神的物质基础。恐惧则伤肾伤精，水克火，进一步影响心神，使神气动荡耗散而不收藏。

以上内容从病理角度论情志对人体的影响。情志是五脏功能活动的产物，在一定条件下又可成为致病因素，即情志过激或持续不解，伤及五脏及五脏所藏之精气神。以下继论情志病证及其预后。

心怵惕思虑则伤神，神伤则恐惧自失，破䐃脱肉，毛悴色夭，死于冬：**自失**，精神失于自控（人称代词作宾语前置，即"失自"）。怵惕思虑则伤神，使神明不能主持则恐惧、精神失控。**破**，消损。**䐃**，突起的大块肌肉。**脱**，夺失。**破䐃脱肉**，形容肌肉极度消瘦。情志病证的严重阶段，均表现为形体消瘦。**毛悴**，皮毛憔悴。**色夭**，色泽枯槁。脾主肌肉，破䐃脱肉为脾绝；肺主皮毛，毛悴为肺败；色夭为五脏精气耗夺的表现。**心病死于冬**，心主的季节为夏季，心病则水克火，死于其所不胜之时冬季。下文脾、肝、肺、肾的死期与此同理。这是古人以五行相克的规律，来预测五脏病的死期。

脾愁忧而不解则伤意，意伤则悗乱，四肢不举，毛悴色夭，死于春：**悗乱**，闷乱，心胸郁闷烦乱。愁忧不解则伤脾伤意，使中焦气机阻滞不畅，故胸膈苦闷而烦乱。脾主肌肉四肢，脾伤则**四肢不举**。

肝悲哀动中则伤魂，魂伤则狂忘不精，不精则不正，当人阴缩而挛筋，两胁骨不举，毛悴色夭，死于秋：悲为肺志，肺金克肝木，故伤肝魂。**动中**，伤及内脏。**忘**，《甲乙经》《太素》均作妄。**不精**，不精明、愚钝。**不正**，言行失常。**狂忘不精，不精则不正**，狂妄而不精明、言行失常。**当**，《甲乙经》作令。**阴缩**，阴囊上缩。肝主筋，肝脉绕阴器，布两胁。若悲哀太过，除了伤魂，使人狂妄而不精明、言行失常外，还会出现筋脉挛急，阴囊上缩，两胁肋骨下陷。

肺喜乐无极则伤魄，魄伤则狂，狂者意不存人，皮革焦，毛悴色夭，死于夏：喜乐无极则心病，心病乘肺则伤魄。**意不存人**，精神失常，旁若无人，不能正确认识外界事物。此为伤魄、狂的表现。**皮革焦**、**毛悴**，均为肺伤。

肾盛怒而不止则伤志，志伤则喜忘其前言，腰脊不可以俛仰屈伸，毛悴色夭，死于季夏：盛怒而不止则伤肝（木），肝病犯母，则伤肾（水）**伤志**。伤志的表现，为**喜忘其前言**。**喜忘**，好忘、容易忘，经常忘记刚说过的话或想要说的话。腰为肾之府，肾伤则**腰脊不可以俯（俛）仰屈伸**。**季夏**，夏季最后一个月，即农历六月。

恐惧而不解则伤精，精伤则骨酸痿厥，精时自下：恐惧而不解则伤肾，肾伤则封藏失职，故**精时自下**，即滑精之类。**精伤**不能生髓、养骨，则骨酸、骨痿（主要表现为足部痿软）。另，张介宾认为"痿"为阳痿。**厥**，四肢厥。肾为阴阳之根，若阳气衰则为寒厥，阴精衰则为热厥。张介宾认为"**厥**"为寒厥。

以上内容论情志过激或持续不解，伤及五脏所出现的证候表现及预后。下论精神已伤针不可治。

是故五脏主藏精者也，不可伤，伤则失守而阴虚，阴虚则无气，无气则死矣：失守，五脏所藏之精不能内守。精不能内守则阴精亏虚，即**阴虚**。阴虚则精不能化为气，故**无气**。无气则生化之机已灭，故脏气衰竭而死。

是故用针者，察观病人之态，以知精神魂魄之存亡，得失之意：态，形态、表现。**意**，情况。用针之时，要审察病人的形态，以了解神的存亡得失。其实，诊治疾病都要了解神的存亡得失。

五者以伤，针不可以治之也：五者以伤，《太素》作五脏已伤。若五脏及所藏之神、魂、魄、意、志已伤，则针刺治疗难以收效。因篇首说"**凡刺之法，先必本于神**"，现在五脏及所藏之神已伤，刺法不能本于神，不能通过神机发挥其作用了，故曰**针不可以治之也**。另，张介宾注："针能治有余，而不可治虚损。"认为针不可以治虚损，这种观点有些片面。因为"针不可以治之"，是针对五脏所藏之神已伤、形神俱伤的重病而言的。情志可作为致病因素伤害五脏，而五脏有病又可出现异常的神志变化。所以观察精神情志的改变，可诊断和推测疾病的预后。如形神俱损，单纯运用针或药治疗均难以奏效，要采取各种有效方法积极救治，才能有一线生机。

三、五脏虚实病证

【导读】

本段经文论五脏各有所藏、各有所舍、各有虚实病证。

(1) "五神脏"理论。五脏藏五神，后世又称"五神脏"。"肝藏血，血舍魂""脾藏营，营舍意""心藏脉，脉舍神""肺藏气，气舍魄""肾藏精，精舍志"。五神与五脏关系密切：①五神分属五脏，以五脏之精为物质基础；②五神的活动，以五脏功能活动为前提；③五神的表现，可视作五脏功能活动的表现。

(2) 五脏虚实病证。"肝气虚则恐，实则怒""脾气虚则四支不用，五脏不安，实则腹胀，经溲不利""心气虚则悲，实则笑不休""肺气虚，则鼻塞不利，少气，实则喘喝胸盈仰息""肾气虚则厥，实则胀，五脏不安"，与《素问·调经论》中五（神、气、血、形、志）有余不足的病证相似，为脏腑辨证奠定了基础。

（3）情志疗法。古人将五行相胜、情志相制的理论施用于临床，并在运用情志疗法治病的过程中，积累了丰富的临床、生活实践经验，发明了很多具体的、行之有效的治疗方法。如以言语相激、取悦、惊者平之（平，平常，即对因声响、画面受惊之人，用习见习闻习以为常之法使之渐愈）、移情（转移注意力），配合杂耍、歌舞、鼓乐等娱乐行为，借助针灸、药物、气功等外物外力之法进行治疗。张从正《儒门事亲》："悲可以治怒，以怆恻苦楚之言感之；喜可以治悲，以谑浪亵狎之言娱之；恐可以治喜，以迫遽死亡之言怖之；怒可以治思，以污辱欺罔之言触之；思可以治恐，以虑彼志此之言夺之。凡此五者，必诡诈谲怪，无所不至，然后可以动人耳目，易人听视。若胸中无材器之人，亦不能用此五法也。"怆恻，悲痛之义。谑浪亵狎之言，指生动形象、幽默可笑的语言。欺罔，蒙蔽。迫遽（jù），即迫促。诡诈谲怪，指语言真真假假、表情神气活现。

【原文】

肝藏血，血舍魂，肝气虚则恐，实则怒。脾藏营，营舍意，脾气虚则四支不用，五脏不安，实则腹胀，经溲不利。心藏脉，脉舍神，心气虚则悲，实则笑不休。肺藏气，气舍魄，肺气虚，则鼻塞不利，少气，实则喘喝胸盈仰息。肾藏精，精舍志，肾气虚则厥，实则胀，五脏不安。必审五脏之病形，以知其气之虚实，谨而调之也。

【解析】

肝藏血，血舍魂，肝气虚则恐，实则怒：舍，居处。**血舍魂**，指魂居于肝血之中。下文"**营舍意**""**脉舍神**""**气舍魄**""**精舍志**"等与此相同。魂为肝之神，肝藏血，故魂舍于血中。若肝血虚，或肝有实邪，均可影响魂而出现魂不安的症状，如失眠、多梦之类。怒为肝志，故肝气实则多怒。肝肾同源，故肝血虚，肾精必亏。肾精亏故见恐惧之症，因恐为肾志，故**肝气虚则恐**。

脾藏营，营舍意，脾气虚则四支不用，五脏不安，实则腹胀，经溲不利：中焦脾胃化生营气，故曰**脾藏营**。**营舍意**，营为意之舍，并由脾所主。脾虚营血不足，可见记忆力减退、不耐思考等"意"不及的症状。脾主肌肉四肢，脾虚则四肢不举。脾为后天之本，常以四时养四脏。脾虚则五脏六腑皆失其养，故**五脏不安**。**不安**，不和也。**经**，《甲乙经》作泾，指大便。**溲**，小便。**泾溲不利**，二便不利。脾气壅滞为实，实则水谷、水湿不能运化，故腹胀、大小便不利。

心藏脉，脉舍神，心气虚则悲，实则笑不休：心主血脉、藏神，血脉为神之舍。悲为肺之志，若心气虚不能制约肺金，肺侮之则悲。心在志为喜，若邪气实于心，则喜笑不休。

肺藏气，气舍魄，肺气虚，则鼻塞不利，少气，实则喘喝胸盈仰息：肺主气，魄藏舍于气中，故曰**气舍魄**。**鼻塞不利，少气**，《调经论》《太素》均作息利少气。肺主气司呼吸，开窍于鼻，若肺气虚则息利少气。**喝**，象声词，言喘之声。**喘喝**，喘促有声。**胸盈**，胸部胀满。**仰息**，仰而呼吸，形容呼吸困难。邪实于肺，肺气壅塞不降，呼吸不利而作喘；气满胸中，故胸部胀满，仰而呼吸。

肾藏精，精舍志，肾气虚则厥，实则胀，五脏不安：肾藏先后天之精，精为志之舍。**厥**，手足厥冷的寒厥。肾阳虚不能温煦四肢，故见手足厥冷。肾为胃之关，肾有实邪壅滞，所以关门不利可致腹胀。又肾为五脏阴阳之根，故肾病可致五脏不和。

必审五脏之病形，以知其气之虚实，谨而调之也：**病形**，病证形态，即病变表现，包括情志。必须审察五脏病的病变表现，掌握五脏之气的虚实，而后谨慎地进行调治。

灵枢·营卫生会（节选）

【篇名解释】

营卫，营气和卫气。**生会**，生成与会合。通过对营气和卫气生成、运行与会合规律的论述，阐明营气和卫气的生理作用、相互关系，以及失常后的病变表现，故名篇。

一、营卫的生成、运行与会合

【导读】

本段经文论述了营卫运行总的规律："营在脉中，卫在脉外"，以及营气、卫气各自运行和会合的规律。学习本篇时可参考《灵枢·卫气》《灵枢·卫气行》《灵枢·营气》《灵枢·脉度》《灵枢·五十营》等内容。

1. 营气的运行

"营周不休，五十而复大会，阴阳相贯，如环无端。"

从图 4-3 中可以看出：①营气始于手太阴，平旦复会于手太阴，昼夜运行五十周。营行脉中，必赖气的推动，而肺主气，故营气运行必从肺开始。②营气沿十二经脉运行为主线，从手太阴过督脉、任脉复入手太阴为支线。③有跷脉连接肾经与膀胱经。

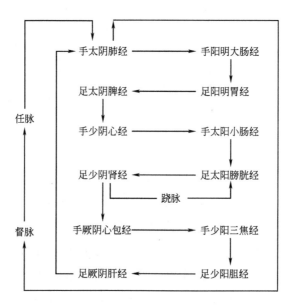

图 4-3　营气运行示意图

2. 卫气的运行

关于卫气的运行，本篇认为"卫气行于阴二十五度，行于阳二十五度，分为昼夜"。

从图 4-4 中可以看出：①卫气始于足太阳，平旦复会于足太阳，沿着膀小胆焦胃大肠的次序运行。卫气属阳主表，而足太阳膀胱经也主一身之表，所以卫气运行始于足太阳膀胱经。②卫气昼行于阳二十五周，沿膀小胆焦胃大肠的次序运行；夜行于阴二十五周，沿肾心肺肝脾的次序运行。卫气每运行一周，必入下焦交肾经一次，因卫气属阳，而肾为阴阳之根。③卫气夜晚由阴经入五脏，沿着五行相克的次序运行。五脏所藏之神、魂、魄、意、志，也依次制约，神志被抑制，人则处于睡眠状态。④足心为肾经所过。阴跷脉起于内踝下肾经的照海，阳跷脉起于外踝下膀胱经的申脉。跷脉与肾经、膀胱经相连，与

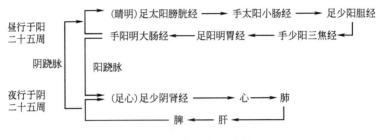

图 4-4 卫气运行示意图

运动和寤寐相关。

由于卫气有慓疾滑利的特性,决定了卫气运行途径的多样性(图 4-5)。

卫行脉外 { 与营气相随运行:沿十二经脉运行
           昼夜调节运行:循脉而行,昼行于阳,夜行于阴
           不循脉而散行:分布于皮肤、分肉、膏肓、胸腹、四肢

图 4-5 卫气运行多样性

> 【原文】
>
> 　　黄帝问于岐伯曰:人焉受气?阴阳焉会?何气为营?何气为卫?营安从生?卫于焉会?老壮不同气,阴阳异位,愿闻其会。
>
> 　　岐伯答曰:人受气于谷,谷入于胃,以传与肺,五脏六腑,皆以受气,其清者为营,浊者为卫,营在脉中,卫在脉外,营周不休,五十而复大会。阴阳相贯,如环无端。卫气行于阴二十五度,行于阳二十五度,分为昼夜,故气至阳而起,至阴而止。故曰日中而阳陇为重阳,夜半而阴陇为重阴。故太阴主内,太阳主外,各行二十五度,分为昼夜。夜半为阴陇,夜半后而为阴衰,平旦阴尽而阳受气矣。日中为阳陇,日西而阳衰,日入阳尽而阴受气矣。夜半而大会,万民皆卧,命曰合阴。平旦阴尽而阳受气,如是无已,与天地同纪。

【解析】

黄帝问于岐伯曰:人焉受气?阴阳焉会?何气为营?何气为卫?营安从生?卫于焉会?老壮不同气,阴阳异位,愿闻其会: 受,产生。**气**,精气。**人焉受气?**,人体的精气是怎么产生的?**阴阳**,指营气和卫气。**阴阳焉会?**,营卫二气是怎么会合的?营属阴,为阴精;卫属阳,为阳气。营卫为人体的阴精阳

气,即精气。什么气叫营?什么气叫卫?营气是怎样生成的?卫气又是怎样与营气会合的?老年人和壮年人气的盛衰各不同,营卫二气运行的道路不同,愿听你讲一讲营卫二气是怎样会合的。

岐伯答曰:人受气于谷,谷入于胃,以传与肺,五脏六腑,皆以受气,其清者为营,浊者为卫:此论营卫的化生过程。人的精气是由饮食水谷所化生,水谷入于胃,经过消化吸收,精气传于肺,因为肺朝百脉,再经肺的宣发布散,使五脏六腑都得到水谷精气的滋养,其中水谷精气中性能清柔的为营气,刚浊的为卫气。**"清者为营,浊者为卫"**的**清**、**浊**,是一个相对概念,此指营卫之气的性能。唐宗海《中西汇通医经精义》:"清浊以刚柔言,阴气柔和为清,阳气刚悍为浊。"

营在脉中,卫在脉外:此为营卫运行总的规律。营气轻柔属阴,其性精专,故行于经脉之中,具有营养的作用,主内守;卫气刚浊属阳,其性慓悍,故运行于经脉之外,具有捍卫功能,主外御。

以下内容分别论述营卫各自的运行特点,以及营卫会合的规律。

营周不休,五十而复大会。阴阳相贯,如环无端:此论营气的运行。**营**,营气。**周**,周流。营气周流于全身而无休止。**五十**,营卫一昼夜分别在人体运行的周次。**复**,重复、再。**大会**,营气和卫气的会合称其为大会。营行脉中,卫行脉外,两者虽然分道而行,但在一昼夜各行五十周次后,便要会合一次。关于营卫会合的具体时间和地点在后文中有介绍。营气和卫气昼夜运行五十周次,这是古人根据一昼夜人呼吸的次数、经脉的长度、气行的速度,以及铜壶滴漏的方法计算出来的。《灵枢·五十营》"呼吸定息,气行六寸",一昼夜"一万三千五百息"。《灵枢·脉度》谓人身共二十八脉,包括十二经脉左右各一、任督各一、足少阴之别的蹻脉左右各一,长度为十六丈二尺。所以,一昼夜气行周次:$13500 \times 6 \div 1620 = 50$ 周/日,式中 6 为"六寸",1620 为"十六丈二尺",单位为寸。明代以前,古代用铜壶滴漏法计算时间,为百刻计时法。壶中有刻度,漏水满百刻为一昼夜。营气一昼夜运行五十周,每周下二刻,五十周下百刻。明代以后,有了二十四分法,一昼夜二十四小时,一小时约下四刻。营气运行一周需 0.48 小时,即 28.8 分,也就是 28 分 48 秒。这个数字在针灸临床上有一定意义。因为营气运行一周是 28 分 48 秒,通常针刺留针 30 分钟,能收到持续调节气血的最佳效果。相反,如留针时间过短,经气不能接续;时间过长,又降低了人体对针刺的敏感性,使出针后的持续调节作用降低。王乐庭也认为"针刺入腧穴，必须要经过经气运行一周的时间，方能取效"。所以，留针半小时较为合适。也有人认为学习这段原文，不应局限于这个数字，而要学习营卫在人体的运行、会合的规律和特点。**阴阳相贯，如环无端**，指营气沿着十二经脉的流注次序运行，阴经与阳经、表与里相互贯通，如圆没有尽头。**阴阳**，指阴经和阳经。张介宾注："其十二经脉之次，则一阴一阳，一表一里，迭行相贯，终而复始。"次，次序。迭，交换、交替。迭行相贯，指表里交替运行相互贯通。十二经脉的流注次序，即"肺大胃脾心小肠膀肾包焦胆肝详"。

卫气行于阴二十五度，行于阳二十五度，分为昼夜，故气至阳而起，至阴而止：此为卫气的运行规律。**分为昼夜**，分昼夜而不同。**起、止**，指寤与寐、卧起与休止。卫气夜晚行于阴分二十五周，白天行于阳分二十五周，分昼夜而不同。卫气行至阳分则卧起而目张，行至阴分则休止而目瞑。

故曰日中而阳陇为重阳，夜半而阴陇为重阴：陇，通隆，满盛之意。**阳陇**，形容阳气最盛。**阴陇**，形容阴气最盛。昼为阳，日中阳气最盛，故曰**重阳**。夜为阴，夜半阴气最盛，故曰**重阴**。

故太阴主内，太阳主外，各行二十五度，分为昼夜：进一步阐述营卫运行的各自特点及共同规律。**太阴**，指手太阴肺经。**内**，指营气。**太阴主内**，营行脉中，始于手太阴而复合于手太阴，故手太阴肺经主营气。**太阳**，指足太阳膀胱经。**外**，指卫气。**太阳主外**，卫行脉外，始于足太阳而复合于足太阳，故足太阳膀胱经主卫气。**分为昼夜**，分昼夜而相同。营卫在昼和夜的运行次数相同，都是二十五周次。上文的**分为昼夜**，指卫气运行分昼夜而不同，昼夜运行路线不同。手太阴肺经主营气，足太阳膀胱经主卫气，营气、卫气各自运行二十五周次，昼和夜相同。

以下内容论营卫二气与自然界阴阳二气的关系。

夜半为阴陇，夜半后而为阴衰，平旦阴尽而阳受气矣。日中为阳陇，日西而阳衰，日入阳尽而阴受气矣：夜半子时阴气最盛，夜半后阴气渐衰，平旦阴尽而阳气初生。日中阳气最盛，日西而阳气渐衰，日暮阳尽而阴气始生。

夜半而大会，万民皆卧，命曰合阴。平旦阴尽而阳受气，如是无已，与天地同纪：合阴，夜半子时阴气最盛，营卫二气俱行于阴而大会。因为此时营气在阴，卫气也在阴，两阴相合之意。**万民皆卧**，人们都入睡了。**纪**，规律。平旦阴尽而阳气初生，营卫二气日夜运行不息，与天地日月运转的规律相同。

二、营卫与睡眠的关系

【导读】

本段经文以老人和少壮之人的生理特点为例,说明营卫与睡眠的关系。各种致病因素,只要影响了营卫的正常运行,使营卫阴阳不能相交,即可出现睡眠异常,比如失眠或嗜睡。虽然营卫运行与睡眠均有关,但决定人白天活动夜晚睡眠的是卫气的运行。若卫气应行于阴却滞留在阳,就会失眠,使卫气由阳入阴是治失眠的关键。《灵枢·大惑论》:"卫气不得入于阴,常留于阳。留于阳则阳气满,阳气满则阳跷盛,不得入于阴则阴气虚,故目不瞑矣。"若卫气应行于阳却滞留在阴,就会嗜睡,使卫气由阴出阳是治嗜睡的关键。

【原文】

黄帝曰:老人之不夜瞑者,何气使然?少壮之人不昼瞑者,何气使然?岐伯答曰:壮者之气血盛,其肌肉滑,气道通,营卫之行,不失其常,故昼精而夜瞑。老者之气血衰,其肌肉枯,气道涩,五脏之气相搏,其营气衰少而卫气内伐,故昼不精,夜不瞑。

【解析】

老人之不夜瞑者,何气使然?少壮之人不昼瞑者,何气使然?:瞑,通眠。**不夜瞑**,夜不瞑,即夜里睡眠时间少。**不昼瞑**,昼不瞑,即白天睡眠时间少。老年人夜晚不能熟睡,是什么气使他这样的呢?少壮之人在白天不能熟睡,又是什么气使他这样的呢?

岐伯答曰:壮者之气血盛,其肌肉滑,气道通,营卫之行,不失其常,故昼精而夜瞑:**气血盛**,气血充盛。**肌肉滑**,肌肉饱满滑利。**气道**,气的运行道路。**气道通**,营卫之气运行的道路畅通。**昼精**,白天精力充沛,精神饱满。青壮年的气血充盛,肌肉饱满滑利,营卫之气运行的道路畅通,营卫运行正常,所以白天精力充沛,夜晚也能熟睡。

老者之气血衰,其肌肉枯,气道涩,五脏之气相搏,其营气衰少而卫气内伐,故昼不精,夜不瞑:老年人气血亏虚,肌肉萎缩,营卫之气运行的道路涩滞。**相搏**,不协调。**五脏之气相搏**,五脏的功能不相协调。**营气衰少**,指营卫二气俱不足。若营气衰少,则不能灌营五脏,也不能与卫气偕行;卫气衰少,则向营气争夺补给。**营气衰少而卫气内伐**，营卫二气俱不足，卫气内扰，营卫运行紊乱。**内伐**，内扰。特别是卫气，如果应行于阳分反内扰于阴，应行于阴分又滞留于阳，就会出现白天精力不足、夜晚不能熟睡的现象（图4-6）。

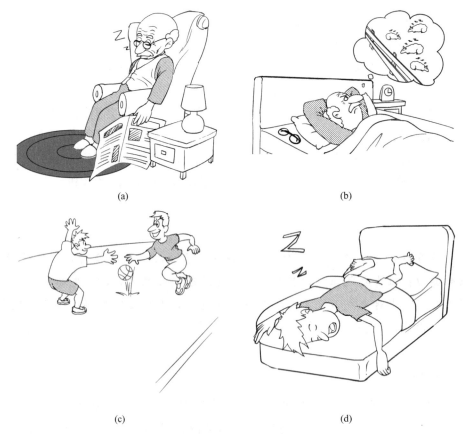

图4-6 老人与少壮之人昼夜睡眠差异

三、三焦的划分及营卫与三焦的关系

【导读】

三焦为决渎之官、传化之腑，为六腑之一。本段经文主要论述了以下内容。

（1）对三焦部位进行了划分，并以胃上口、回肠作为划分的标志。

（2）将三焦的功能概括为上焦如雾、中焦如沤、下焦如渎（见表4-2）。《难经》在此基础上多有发挥，认为三焦除为"水谷之道路"，还是"气之所终始"。清代吴鞠通将《黄帝内经》《难经》理论加以引申，根据温热病发展阶段的病情变化，提出三焦辨证纲领，即"辨证三焦说"，上焦证包括心肺和心包的病证，中焦证包括脾胃的病证，下焦证包括肝肾的病证，并提出"治上焦如羽，非轻不举""治中焦如衡，非平不安""治下焦如权，非重不沉"的用药原则。

表 4-2　三焦的部位和功能

三焦	部位划分		功能
上焦	咽-胃上口	上焦如雾	布散水谷精微，如雾露灌溉周身
中焦	胃上口-回肠	中焦如沤	腐熟水谷，化生精微
下焦	回肠以下	下焦如渎	分清别浊，谷之糟粕导入大肠，水之糟粕渗入膀胱

【原文】

黄帝曰：愿闻营卫之所行，皆何道从来？岐伯答曰：营出于中焦，卫出于下焦。

黄帝曰：愿闻三焦之所出。岐伯答曰：上焦出于胃上口，并咽以上，贯膈而布胸中，走腋，循太阴之分而行，还至阳明，上至舌，下足阳明，常与营俱行于阳二十五度，行于阴亦二十五度，一周也。故五十度而复大会于手太阴矣。

黄帝曰：人有热饮食下胃，其气未定，汗则出，或出于面，或出于背，或出于身半，其不循卫气之道而出，何也？岐伯曰：此外伤于风，内开腠理，毛蒸理泄，卫气走之，固不得循其道。此气慓悍滑疾，见开而出，故不得从其道，故命曰漏泄。

黄帝曰：愿闻中焦之所出。岐伯答曰：中焦亦并胃中，出上焦之后，此所受气者，泌糟粕，蒸津液，化其精微，上注于肺脉，乃化而为血，以奉生身，莫贵于此，故独得行于经隧，命曰营气。

黄帝曰：夫血之与气，异名同类，何谓也？岐伯答曰：营卫者，精气也。血者，神气也。故血之与气，异名同类焉。故夺血者无汗，夺汗者无血。故人生有两死，而无两生。

黄帝曰：愿闻下焦之所出。岐伯答曰：下焦者，别回肠，注于膀胱，而渗入焉。故水谷者，常并居于胃中，成糟粕而俱下于大肠，而成下焦，渗而俱下，济泌别汁，循下焦而渗入膀胱焉。

黄帝曰：人饮酒，酒亦入胃，谷未熟而小便独先下，何也？岐伯答曰：酒者熟谷之液也，其气悍以清，故后谷而入，先谷而液出焉。

黄帝曰：善。余闻上焦如雾，中焦如沤，下焦如渎，此之谓也。

【解析】

黄帝曰：愿闻营卫之所行，皆何道从来？：愿听你讲一讲营卫之气的运行，都是从什么地方发出的？

岐伯答曰：营出于中焦，卫出于下焦：**营出于中焦**，从来源上，营气由水谷精微所化，出自中焦脾胃；在经脉循行上，营气运行始于手太阴肺经，而肺脉起于中焦。**卫出于下焦**，注家有不同观点。①卫出于下焦。张介宾是从卫气昼夜所行经脉的起始来解释的，认为卫气昼行于阳分始于足太阳膀胱经，夜行于阴分始于足少阴肾经，而肾与膀胱均居下焦，故曰**卫出于下焦**。②卫出于上焦。张志聪认为"下"为"上"之误，卫气当"出于上焦"。因《灵枢·决气》《灵枢·五味》篇中有关于卫气出于上焦的记载。如《灵枢·决气》："上焦开发，宣五谷味，熏肤充身，泽毛，若雾露之溉，是谓气。"认为卫气虽来源于水谷，但出于上焦而行于体表，故下文云"上焦如雾"。以上观点，只是论述角度不同而已。因为从根源上，卫气属阳，为阳气，而肾为阳气之根，所以卫气根源于下焦；从生成上，卫气来源于水谷精微，它需要后天之本脾胃的不断补充与滋养，所以卫气化源于中焦；从宣发上，卫气虽来源于水谷精微，但它需要经肺气的宣发布散，才能运行于体表，所以卫气宣发于上焦。

以上内容总论营卫与三焦的关系，以下内容分别论上、中、下焦的分布。

黄帝曰：愿闻三焦之所出：想听一听三焦之气所发出的部位。

岐伯答曰：上焦出于胃上口，并咽以上，贯膈而布胸中，走腋，循太阴之分而行，还至阳明，上至舌，下足阳明：**并**，相并，与食道相并。上焦的部位，即胃上口至咽部。上焦之气的分布，从胃上口贲门发出后，与食道相并上行至咽部，穿过横膈膜而布于胸中，再横出腋下，沿手太阴肺经的路线循行，回复至手阳明大肠经，向上到舌，下循足阳明胃经。**还**，回、归。上焦之气的功能，如下文云**上焦如雾**。

常与营俱行于阳二十五度，行于阴亦二十五度，一周也。故五十度而复大会于手太阴矣：**常与营俱行**，卫气与营气常相随相伴而行，沿十二经脉的次序运行。杨上善注："上焦所出与卫气同，所行之道与营共行也……上焦卫气循营气行，终而复始，常行无已也。"**阴**、**阳**，指昼夜。卫气与营气常相随相伴而行，白天运行二十五周次，夜晚运行二十五周次，昼夜运行五十周次，为一大周。所以卫气运行五十周次，再与营气大会于手太阴肺经。**手太阴肺经**，为营卫大会的地点。

黄帝曰：人有热饮食下胃，其气未定，汗则出，或出于面，或出于背，或

出于身半，其不循卫气之道而出，何也？：**其气未定**，热饮食入胃后，尚未转化为精微之气。有的人在热饮食入胃后，尚未经过消化吸收转化为精气，而汗液就先出来了。有的出于面部，有的出于背部，也有的半身出汗。卫气并不沿着正常的道路运行，而是出于体表，这是什么原因呢？

岐伯曰：此外伤于风，内开腠理，毛蒸理泄，卫气走之，固不得循其道：风，风邪。**内**，热饮食。风为阳邪，其性开泄，易损伤阳气，使肌表不固。卫气属阳，为阳气。**内开腠理**，内有热饮食，使腠理开泄。**毛蒸理泄**，皮毛被风、热之邪熏蒸，致腠理开泄汗出。这是由于外被风邪所伤，内有热饮食入胃，皮毛被风、热之邪熏蒸，使腠理开泄，卫气出于体表，不循常道而出所致。

此气慓悍滑疾，见开而出，故不得从其道，故命曰漏泄：此气，卫气。卫气具有慓悍滑利、运行迅速的特性，腠理开则卫气出，所以不能沿着正常的道路运行。卫气不循常道，致汗出过多，如筛漏水的病证叫**漏泄**。

黄帝曰：愿闻中焦之所出：想听一听中焦之气所发出的部位。中焦的部位，即胃上口以下至回肠。

岐伯答曰：中焦亦并胃中，出上焦之后：并，并行而出。**后**，指部位，作下解。中焦之气与上焦之气并行而出，发出部位在上焦之气的下部。

此所受气者，泌糟粕，蒸津液，化其精微，上注于肺脉，乃化而为血，以奉生身：此，中焦之气。**受气**，受纳水谷之气。中焦之气，受纳水谷之气，经过腐熟运化，别出糟粕，蒸腾津液，而化生精微，再上注于肺脉，转化为血液，以奉养周身。

莫贵于此，故独得行于经隧，命曰营气：经隧，十二经脉。人体没有比血液更宝贵的物质了，所以它能独行于经脉之中，把这种组成血液的物质称为**营气**。中焦之气的功能，为腐熟水谷、化生精微，如下文云**中焦如沤**。

黄帝曰：夫血之与气，异名同类，何谓也？：血与营气、卫气，名称虽不同，但却同属一类，是什么道理？

岐伯答曰：营卫者，精气也。血者，神气也：营气、卫气，都是水谷化生的精微。**血者，神气也**，各注不同：①古人认为血液的化生是很神秘的，所以把血称为神气；②血是水谷精微奉心神之命而化生，所以称血为神气。张志聪注："营卫者，水谷之精气也。血者，中焦之精汁，奉心神而化赤，神气之所化也。"可互参。

故血之与气，异名同类焉：血与营卫之气，皆来源于水谷精微。清者为营，浊者为卫，"中焦受气取汁，变化而赤"（《灵枢·决气》）为血。名称不同，来源相同。

故夺血者无汗，夺汗者无血：夺，剥夺、耗失。无，同勿，禁止之词。**汗**，指发汗法，名词作动词用。**血**，指动血或放血之类的疗法，名词作动词用。这一治疗原则的理论依据，为"**血之与气，异命同类**"。**夺血者无汗**，失血的病人，不要再用汗法。**夺汗者无血**，大汗的病人，不要再用放血疗法。因为汗为津液所化，津液又是血的组成部分。二者均来源于水谷精微，任何一方受损，都会影响到另一方，并影响生化之源。故有"血汗同源""津血同源"之说。这一重要的治疗原则，对临床应用有指导意义。如"**夺血者无汗**"，在《伤寒论》可汗不可汗条中，就有"衄家不可汗""亡血家，不可发汗"的告诫。并在此基础上有所发挥，对血虚或失血感受表邪者，又有养阴发汗或补血发汗的不同治法；《金匮要略》对产后有"不可汗、不可下、不可利小便"的告诫，认为伤血不可再伤津液，其理论依据即源于此。

故人生有两死，而无两生：两，指夺血又夺汗。可理解为人生有两则死、无两则生。**有两死**，有两夺则死。既夺血又夺汗，两者同见，为死证。因为夺血又夺汗，营卫阴阳两伤，阴阳竭绝，则为死证。**无两生**，无两夺则生。夺血而不夺汗，或夺汗而不夺血，两者不同见。因为夺血或夺汗，只夺其一方，则阴精、阳气可相互转化，尚有可生之机。

黄帝曰：愿闻下焦之所出：想听一听下焦之气所发出的部位。

岐伯答曰：下焦者，别回肠，注于膀胱，而渗入焉：下焦之气的分布，从回肠之处别行出来，通过下焦之气分清别浊的作用，其中水之糟粕渗注于膀胱。**别**，别行、别出。**回肠**，为中焦和下焦的分别处。前人多注作大肠，但根据经文下焦之气由此别行而出，并"**注于膀胱**"，以及下文"**俱下于大肠**"，可知回肠与大肠有别。现代医家认为回肠在小肠下段，上接空肠，下连大肠。可参。下焦的部位，即回肠以下或体表脐上1寸水分穴以下。

故水谷者，常并居于胃中，成糟粕而俱下于大肠，而成下焦，渗而俱下，济泌别汁，循下焦而渗入膀胱焉：指水、谷还没有腐熟运化，分出津液和糟粕之前，常常是同居于胃中。形成糟粕以后，谷之糟粕送入大肠。**而成下焦，渗而俱下**，《诸病源候论》《备急千金要方》《外台秘要》均无此八字，可从。**济**，通沛。酒之清者为沛。**济泌**，过滤。**别汁**，分别清浊。**济泌别汁**，指大肠接受胃、小肠传下的水谷，过滤而分别清浊的作用。浊者传下大肠，清者渗入膀胱。**循下焦而渗入膀胱焉**，指经过济泌别汁，剩余的水液沿下焦而渗入膀胱。反复强调下焦在水液代谢方面的作用。

黄帝曰：人饮酒，酒亦入胃，谷未熟而小便独先下，何也？：人喝了酒，酒和食物同时入于胃中，食物尚未消化，而小便却排了出来，这是什么缘故呢？

岐伯答曰：酒者熟谷之液也，其气悍以清，故后谷而入，先谷而液出焉：酒是粮食蒸熟后加酒曲，在酵母菌的作用下，发酵酿造而成。所以酒是**熟谷之液**。**悍**，慓悍，指酒之性。**清**，《甲乙经》《太素》《备急千金要方》均作滑，滑利。**以**，而。**悍以清**，形容酒之性慓悍而滑利，与卫气同。所以，酒虽在食物之后入胃，却在食物未消化之前，先化为液体排出体外。下焦之气的分布，从回肠别行而出，向下分别注于膀胱、大肠。下焦之气的功能，分别水谷之糟粕，谷之糟粕导入大肠，水之糟粕渗入膀胱。下焦转出糟粕的功能，如下文云**下焦如渎**。

黄帝曰：善。余闻上焦如雾，中焦如沤，下焦如渎，此之谓也：雾，形容水谷精微弥散的状态。**上焦如雾**，形容上焦心肺宣发布散精微之气的功能，如同雾露弥漫灌溉周身。**沤**，久渍也，长时间地以水浸物，是对水谷腐熟为乳糜状态的形容。**中焦如沤**，形容中焦脾胃腐熟水谷、吸收精微的功能，如沤渍饮食物，使之变化。**渎**，沟渠、水道。**下焦如渎**，形容下焦肾和膀胱排泄水液的功能，如同沟渠。此为三焦之气的功能特点，也是对三焦功能的高度概括和总结。上焦轻扬而升，水谷之精气上升。下焦重浊而降，水谷之糟粕下降。中焦之沤，是升降的枢要，沤是升降的根本。若中焦不能沤，则清气不升，浊气不降。中焦沤化正常，则使清气上升而成雾，浊气下降而成渎，以保证三焦功能的正常运行。

第5讲 病因病机学说

素问·生气通天论（节选）

【篇名解释】

生气，生命之气。**通**，相通、相应。**天**，自然界。生命之气与自然界相通相应，故名篇。《素问·上古天真论》强调保养先天真气，本篇强调保养阳气，提示人们养生防病应以保养阳气为主。前者重先天，后者重后天，二者论述的角度不同。养生防病，既要保养先天真气，又要保养阳气。

一、人与自然阴阳贯通

【导读】

本段为全文总纲，提出了"生气通天"的著名论断。

（1）人与自然相通应。自然界中的一切事物，包括生于天地之间的人，均源于自然界阴阳二气的变化，并以自然界的物质为生存条件。人的九窍、五脏、十二节"皆通乎天气"。人与自然保持着物质结构的统一；人类在长期的演化过程中，形成了与自然界阴阳变化相似的节律，人的生命活动与自然界阴阳二气的变化相通相应，人与自然保持着规律节律的统一。

（2）人要主动顺应自然。人主动适应自然的变化规律，则阳气固密，健康无病,即"因时之序""顺之则阳气固,虽有贼邪,弗能害也";违背自然规律,则"内闭九窍,外壅肌肉",百病丛生,提示保养阳气的重要性。

【原文】

黄帝曰:夫自古通天者,生之本,本于阴阳。天地之间,六合之内,其气九州、九窍、五脏、十二节,皆通乎天气。其生五,其气三,数犯此者,则邪气伤人,此寿命之本也。

苍天之气,清净则志意治,顺之则阳气固,虽有贼邪,弗能害也,此因时之序。故圣人传精神,服天气,而通神明。失之,则内闭九窍,外壅肌肉,卫气散解,此谓自伤,气之削也。

【解析】

黄帝曰:夫自古通天者,生之本,本于阴阳:**夫**,发语词。**通**,形通、相应。**天**,自然界。**通天**,人的阴阳与自然界的阴阳相通相应。**生**,生命。**本**,阴阳。**生之本**,生命的阴阳。自古以来,人与自然相通相应。生命的阴阳,本于自然界的阴阳。

天地之间,六合之内,其气九州、九窍、五脏、十二节,皆通乎天气:**六合**,东西南北上下。**天地之间,六合之内**,两者同义,指整个自然界。**其气**,阴阳之气。**九州**,指古代的行政区域。王冰注:"九州,谓冀、兖(yǎn)、青、徐、扬、荆、豫、梁、雍也。"西周以前全国划分为九州,九州的概念体现了古代地理知识对《内经》的影响渗透。《尚书·禹贡》是我国最早最具系统性地理观念的著作,提出的九州区域,为古人假想的、人为的一种划分方法。**九州、九窍**,指自然界在外有九州,人在外有九窍,即上七窍和下二窍。**十二节**,双侧腕、肘、肩、踝、膝、髋十二个大关节。自然界的万事万物,无论在外的九州,还是人的九窍、五脏、十二节,其阴阳之气都与自然界的阴阳之气相通应。

其生五,其气三,数犯此者,则邪气伤人,此寿命之本也:**其**,指自然界的阴阳。**五**,五行(木、火、土、金、水),是组成万物的基本元素。**其生五**,天之阴阳,可化生地之五行。**其气**,自然界的阴阳之气。**三**,指三阴三阳,认为是:①天之六气。张志聪注:"三阴者,寒燥湿也。三阳者,风火暑也。"②太少阴阳。根据阴阳气的多少,分为太阴、少阴、厥阴三阴和太阳、阳明、少阳三阳。张介宾注:"阴阳盛衰,少太有三,其气三也。"可互参,正如《素问·天元纪大论》:"阴阳之气,各有多少,故曰三阴三阳也……寒暑燥湿风火,天之阴阳也,三阴三阳上奉之……厥阴之上,风气主之;少阴之上,热气主之;太阴之上,湿气主之;少阳之上,相火主之;阳明之上,燥气主之;太阳之上,寒气主之。"**其气三**,自然界的阴阳之气,可分为三阴三阳。**数**,经常、多次。**犯**,违背。**此**,自然界阴阳变化的规律。经常违背自然规律,就会形成致病因素伤害人体,所以阴阳是寿命的根本。

苍天之气,清净则志意治,顺之则阳气固,虽有贼邪,弗能害也,此因时之序:**苍天**,天空,泛指自然界。**苍天之气**,自然界的气候。**清**,纯。**净**,静。**清净**,无疾风暴雨,天气正常。**志意**,指人的精神活动。**治**,正常不乱。如果自然界气候无异常变化,人的精神活动也能保持正常。顺应自然界气候的变化,人的阳气就固密。阳气固密,就能起保护作用,虽然有伤害人体的邪气,也不能对人体造成伤害。**因**,凭借、根据,引申为顺应。**序**,次序、有规律。**此因时之序**,这是顺应了四时阴阳的变化规律。

故圣人传精神,服天气,而通神明:**传**,《太素》作抟(tuán),聚也。**传精神**,即聚精神,精神专一,精神内守。即通过调节意志,发挥主观能动性,主动适应自然。**服**,顺。**服天气**,顺应自然。**通**,统一。**神明**,指阴阳的变化,为自然界的内在动力。所以圣人在内精神专一,在外顺应自然,使人的阴阳与自然界的阴阳变化相统一。这既是养生的法则,又是本篇生气通天的重要意义。

失之,则内闭九窍,外壅肌肉,卫气散解,此谓自伤,气之削也:**失**,违背、过失。**之**,指"传精神,服天气,而通神明"的原则。**失之**,违背这个原则。在内可使九窍闭塞不通,在外可使肌肉壅塞,卫气运行的道路不畅通,卫气不固而耗散解离。**散解**,耗散解离。肌肉、九窍均需卫气的温养。**自伤**,自己造成的伤害。**气**,阳气,即卫气。卫气属阳,故称阳气。**削**,减弱、削弱。这是自己造成的伤害,由于阳气被削弱的结果。

二、阳气的重要性

【导读】

本段经文通过对生理、病理、治疗与养生等内容的论述,强调了阳气的重要性,对后世重阳学派有重要影响。如张仲景的《伤寒论》就是以感寒伤阳来立论，研究外感病的病理变化及治疗规律，对《黄帝内经》重阳理论有发展；张介宾受《黄帝内经》重阳观点的影响，结合实践在《类经附翼》中进一步阐明阳气的重要性，认为"天之大宝，只此一丸红日；人之大宝，只此一息真阳"，并提出"阳非有余"的论点，与朱丹溪的"阳常有余"论相对立，成为一家之言。

经文列举了大量阳气失常所致病变，在强调风邪为"百病之始"的同时，提示人们要适应一天当中自然界阳气的变化规律。

【原文】

阳气者，若天与日，失其所则折寿而不彰，故天运当以日光明。是故阳因而上，卫外者也。因于寒，欲如运枢，起居如惊，神气乃浮。因于暑，汗，烦则喘喝，静则多言，体若燔炭，汗出而散。因于湿，首如裹，湿热不攘，大筋緛短，小筋弛长，緛短为拘，弛长为痿。因于气，为肿。四维相代，阳气乃竭。

阳气者，烦劳则张，精绝，辟积于夏，使人煎厥。目盲不可以视，耳闭不可以听，溃溃乎若坏都，汩汩乎不可止。阳气者，大怒则形气绝，而血菀于上，使人薄厥。有伤于筋，纵，其若不容。汗出偏沮，使人偏枯。汗出见湿，乃生痤疿。高梁之变，足生大丁，受如持虚。劳汗当风，寒薄为皶，郁乃痤。

阳气者，精则养神，柔则养筋。开阖不得，寒气从之，乃生大偻。陷脉为瘘，留连肉腠，俞气化薄，传为善畏，及为惊骇。营气不从，逆于肉理，乃生痈肿。魄汗未尽，形弱而气烁，穴俞以闭，发为风疟。

故风者，百病之始也，清静则肉腠闭拒，虽有大风苛毒，弗之能害。此因时之序也。故病久则传化，上下不并，良医弗为。故阳畜积病死，而阳气当隔，隔者当写，不亟正治，粗乃败之。

故阳气者，一日而主外，平旦人气生，日中而阳气隆，日西而阳气已虚，气门乃闭。是故暮而收拒，无扰筋骨，无见雾露，反此三时，形乃困薄。

【解析】

阳气者，若天与日，失其所则折寿而不彰，故天运当以日光明： 阳气，人体的阳气。**若**，好像。**与**，用。比喻人体的阳气，好像天空中太阳的作用一样。**所**，《太素》作行。**失其所**，人体的阳气失去正常的运行。**折寿**，损寿。**不彰**，不显著。人体的阳气运行失常，就会损寿甚至死亡。**天运**，天体的运行。**日**，太阳。所以天体的运行，凭借着太阳才现出光明。比喻人体的阳气，也是生命的源泉。

是故阳因而上，卫外者也：**阳**，人体阳气。**因**，凭借、根据。所以人的阳气凭借太阳的作用，具有向上、卫外的作用。

以上内容是以太阳作比喻，强调阳气的重要性。下论阳气失常所致的病变。

因于寒：医家认为有错简。①吴昆将"**欲如运枢，起居如惊，神气乃浮**"移至"**是故阳因而上，卫外者也**"后。将"**体若燔炭，汗出而散**"移至"**因于寒**"后。②朱丹溪将"**因于寒**"移至"**体若燔炭，汗出而散**"前。两观点虽顺序不同，但内容相同。

欲如运枢，起居如惊，神气乃浮：**运枢**，观点不同：①转动的门轴。**欲如运枢**，比喻人的阳气（卫气）像转动的门轴，起防御作用。②运转的天枢，为北斗七星的第一颗星。**欲如运枢**，比喻人的阳气（卫气）像运转的天枢，有规律地运行。可互参。**起居**，生活起居。**惊**，暴卒、突然，此指没有规律。**起居如惊**，生活作息没有规律。**神气**，阳气。**浮**，浮越、耗散。生活作息没有规律，则阳气开阖失序，阳气浮越耗散。

以下内容为阳气失常所发生的病变。

因于暑，汗，烦则喘喝，静则多言：**暑**，暑邪。**因于暑**，由于感受了暑邪的侵袭。**汗**，出汗、多汗。暑为阳邪，其性升散，暑热熏蒸腠理开泄则多汗。**烦**，心烦、烦躁，因热扰心神。**喘**，气喘，因热郁于肺故喘而喝喝有声。**静**，安静。如果烦躁暂停，安静的时候，则多言。**多言**，神昏谵语，为暑热损伤心神所致。

因于寒，体若燔炭，汗出而散：由于感受了寒邪，身体像燃烧的火炭。这是因为寒邪束表，卫阳失宣，郁而化热所致。所以治疗应使用汗法，使寒邪随汗而解。若暑病则不宜用汗法，因暑病多汗，再用汗法则犯虚虚实实之误。所以，吴昆将"**因于寒**"移至"**体若燔炭**"前。

因于湿，首如裹，湿热不攘，大筋緛短，小筋弛长，緛短为拘，弛长为痿：**湿**，湿邪。**首如裹**，形容头部沉重，如被物裹一样，是湿困清阳的表现。**攘**，音 rǎng，除。**湿热不攘**，湿热不除。湿为阴邪，其性黏滞。湿邪不除，郁久化热，则形成湿热，湿热更不易除。因除湿可伤阴，阴伤则热不退；而清热易伤阳，阳伤则湿不易化。**緛**，音 ruǎn，收缩。**弛**，松弛。**拘**，拘挛、收缩。**痿**，痿弱、弛长。**大筋緛短，小筋弛长，緛短为拘，弛长为痿**，此句为互文。大筋、小筋既可收缩变短而为拘，也可松弛变长而为痿。感受湿邪，郁久化热，阻遏阳气，或耗伤津血，可使筋失所养，伸缩功能失常。因湿热之邪伤人有偏颇，若湿邪偏重，阻遏阳气，不能束骨，骨肉痿弱可致痿；热邪偏重，伤及津血，不能养筋，筋脉拘挛可致痓。

因于气，为肿。四维相代，阳气乃竭：**气**，风。自然界的阳气流动为风，且前文"因于寒""因于暑""因于湿"均指自然界的不正之邪。高世栻注："气，犹风也。《阴阳应象大论》云：'阳之气，以天地之疾风名之。'故不言风而言气。"**肿**，浮肿，因风邪导致的浮肿，即风水一类的病证。**四维**，四角、四隅，可代表四时节气，即东北（立春）、东南（立夏）、西南（立秋）、西北（立冬）。古人划分时令节气与天体运行、斗转星移及方位有关。**四维**，此指四时邪气。**相代**，交替、更代。**四维相代**，寒、暑、湿、风四时邪气交替伤害人体。**阳气乃竭**，阳气就会衰竭。

以上内容列举了阳失卫外、感受外邪所致的病证，以下继论阳气失常所致的几种病变。

阳气者，烦劳则张，精绝，辟积于夏，使人煎厥：**烦**，通繁，多。**烦劳**，过度劳作。**张**，鸱（chī）张、亢盛。人体的阳气，动则阳气相对旺盛，此为生理。如果过于烦劳则阳气亢盛，亢阳伤阴，日久可使阴精衰竭。**精绝**，阴精衰竭，由亢阳伤阴所致。**辟**，音 bì，通襞，衣裙褶，在这里指连续重复。**辟积**，重复积累，反复发生。若过度劳作，亢阳伤阴的情况反复发生，并持续到炎热的夏天，夏季阳气偏盛，进一步煎熬阴精，阴不制阳，阳气独亢，阴竭阳浮，可发生突然昏倒的煎厥。吴昆注："孤阳厥逆，如煎如熬，故曰煎厥。"**煎厥**，古病名，指过度劳作，阳亢伤阴，逢夏季之盛阳，阴竭阳浮所致的昏厥病证。煎厥病名，《内经》中凡两见：一指本篇烦劳所致昏厥的危重病证；一指《素问·脉解篇》肝气不舒郁怒而厥的病证。

目盲不可以视，耳闭不可以听，溃溃乎若坏都，汩汩乎不可止：**目盲、耳闭**，是阴精衰竭的表现。五脏六腑之精皆上注于目。肝藏血，开窍于目，肾藏精开窍于耳。肝肾阴精亏于下，使清窍失养，则耳不聪、目不明。**溃**，堤岸决口。**溃溃**，洪水泛滥的样子。**都**，通渚（zhǔ），蓄水之所，此处引申为防水堤。**溃溃乎若坏都**，形容煎厥来势凶猛，如同堤防崩溃洪水泛滥一样。**汩汩**，音 gǔ，形容水流急速的声音。**汩汩乎不可止**，形容煎厥发展迅速，如同水流急速不可遏止。可见，煎厥主症除突然昏厥外，以视觉、听觉障碍为主，病属本虚标实、来势凶猛、发展迅速的危重病证。

以上以煎厥为例，说明烦劳过度，使阳气亢盛产生的病变。

阳气者，大怒则形气绝，而血菀于上，使人薄厥：**形**，形体，此处指脏腑经络。**形气绝**，脏腑经络之气阻绝不通。**菀**，通郁。**上**，上部，此指头部。大怒伤肝，肝气上逆，使脏腑经络之气阻绝不通，由于气迫血上逆，郁积于头部，可出现突然昏倒的薄厥，病属实证。**薄**，通迫。**薄厥**，古病名，指因大怒，气迫血上逆所致的昏厥病证。

有伤于筋，纵，其若不容：肝主筋，大怒则伤肝，使筋脉失养。**纵**，弛缓不收。**其**，肢体。**若**，好像。**容**，通用。**其若不容**，肢体好像不能随意运动。如果有筋脉受损，则筋脉弛缓不收，肢体好像不能随意运动。

汗出偏沮，使人偏枯：**偏**，侧，半身的意思。**沮**，音 jǔ，阻止。**汗出偏沮**，半身无汗，为气机逆乱，气血营卫失和所致。**偏枯**，半身肌肉枯萎不用。如果半身无汗日久，则使人半身肌肉枯萎，甚至半身不遂。薄厥类似于后世的"中风"、现代医学的脑卒中。

以上以薄厥为例，论情志过激使阳气逆乱产生的病变。以下继论阳气失常所致病变。

汗出见湿，乃生痤痱：**见**，感、遇。**汗出见湿**，汗出后再感雨淋等湿邪侵袭。**痤**，小疖。**痱**，汗疹，俗称痱子。因过劳汗出，湿邪乘腠理开启侵入肌肤，湿郁化热，湿热互结，酿生轻则痱子、重则小疖。张介宾注："汗方出则玄府开，若见湿气，必留肤腠，甚则为痤，微则为痱。"

高梁之变，足生大丁，受如持虚：**高**，通膏，脂膏类食物。**梁**，通粱，精细类食物。**变**，灾变、害处。**足**，胡澍注："足，当为是字之误也。是，犹则也。"另，足作多、能解。**足**，能够。**丁**，通疔。过食膏粱厚味，则使人发生疔疮（图5-1）。因过食肥甘厚味，助热生痰，阻遏营卫，酿生热毒，热盛肉腐形成疔疮。**受**，接受、感受。**虚**，空虚之器。**受如持虚**，形容得病之易，犹如持空虚之器以受物。过食肥甘厚味，除产生疔疮之外，还可导致多种病变，如《素问·奇病论》中的脾瘅、消渴，《素问·通评虚实论》中的消瘅、仆击、偏枯、痿厥、气满发逆等，可见得病之易。此论饮食不节，使阳热蓄积所致病变。

劳汗当风，寒薄为皶，郁乃痤：**劳汗**，因劳累而汗出。**当风**，感受风邪。

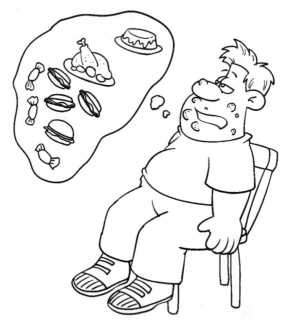

图 5-1　高粱之变，足生大丁

寒薄，寒气相迫。即寒邪相迫与风邪相合。**皶**，音 zhā，面部生长的粉刺，或酒皶鼻。生于面部的叫粉刺，生于鼻部的叫酒皶鼻。**郁**，风寒邪气郁结不散。**痤**，小疖。劳累汗出，再感受风寒之邪，可产生粉刺或酒皶鼻，若风寒郁结不散，还会形成小疖。上文云"**汗出见湿，乃生痤痱**"。可见，**皶、痤痱**均为形劳兼受外邪，使阳气郁遏所致病变。

以下论阳气失常后所致神、筋的病变。

阳气者，精则养神，柔则养筋：此句为倒装句，即"阳气者，养神则精，养筋则柔"。**精**，聪慧。**柔**，柔和。阳气养神则精神聪慧，养筋则筋脉柔和。如果阳气失调神失所养，则神气散乱；筋失所养，则筋急偻俯。人体除了神与筋，其他脏腑组织都需要阳气的温养，否则就会导致疾病，甚至"**折寿而不彰**"。提示人们在养生治病过程中，只有注意养护阳气，才能健康长寿。此句还有承上启下作用，高世栻注："上文烦劳精绝至目盲耳闭，而神气散乱，故曰阳气者，精则养神，所以申明上文阳气不精，而神无所养也。上文大怒气绝，至血菀而伤筋，故曰阳气者，柔则养筋，所以申明上文阳气不柔，而筋无所养也。"

上文"**烦劳则张**""**大怒则形气绝**"所致病变，与下文所论病变，都是阳气不养神、不养筋的结果。所以，此句既有承上启下的作用，也是本段所论病变的提纲。

开阖不得，寒气从之，乃生大偻：开阖不得，开阖不能。言卫气开阖功能失常。**寒气从之**，寒邪侵袭。**偻**，音 lóu 或 lǔ，曲背。**大偻**，指腰背、下肢弯曲，不能直立的病证。因卫气开阖失常，寒邪乘机侵犯筋脉，筋脉拘急则可致曲背、弯腰的大偻。

陷脉为瘘，留连肉腠：陷脉，寒邪深陷血脉。**瘘**，外科病。经常漏下脓水而不易收口的瘘疮，如痔漏、鼠瘘等。**留连肉腠**，寒邪侵入留滞于肌肉腠理。寒邪深陷于血脉之中，可以出现瘘疮，留滞于肌肉腠理。因阳气失调，寒邪侵入深陷脉中，瘀结不散，腐败肌肉、脉管，而形成瘘管流脓。

俞气化薄，传为善畏，及为惊骇：俞，通腧，即腧穴。为经脉气血输注之处。化，传变、传入。**薄**，通迫。**俞气化薄**，邪气从经腧传入而内迫五脏。**惊骇**，惊恐、抽搐。病气传变发展成为善畏及惊骇之证。因五脏藏神，邪迫五脏，神失所养，故见善畏、惊骇之证，也为阳气不能养神的表现。若心肾之阳受损，可致心悸、易恐；肝肾之阳受损，可致惊恐、抽搐。吴昆注："此阳气被伤，不能养神之验。"

营气不从，逆于肉理，乃生痈肿：不从，不顺。**逆**，逆乱。由于邪气扰动，营气不能沿着经脉正常运行，而逆乱于肌肉腠理之间，就会生成痈肿。因营气逆乱于肌肉腠理之间，营血郁滞与卫气聚而生热，热盛肉腐，乃生痈肿。部分医者见到痈肿习惯用金银花、连翘、蒲公英、地丁等清热解毒药，治疗效果并不理想。根据痈肿产生的机理，治疗痈肿应先活血行气，然后再解毒清热。

魄汗未尽，形弱而气烁，穴俞以闭，发为风疟：魄，通白。**魄汗**，白汗、自汗。**魄汗未尽**，自汗不止，是卫气虚的表现。**形弱**，形体虚弱。**烁**，消烁。**气烁**，阳气消损。**形弱而气烁**，形体虚弱，而阳气消损。**穴俞以闭**，腧穴随之关闭。**风疟**，感受风邪所发生的一种疟疾。自汗不止，形体虚弱而阳气消损，若风寒之邪乘虚侵入，腧穴随之关闭，可发生风疟。因自汗卫虚，形体虚弱而阳气消损，风寒之邪乘虚侵入，腧穴郁闭，邪气留止，正邪交争则发为风疟。

以下内容论人的阳气与自然界的阳气相通应。

故风者，百病之始也：百病，多种疾病。风邪是多种疾病发生的原因。**风**，有广义、狭义之分。①广义的风：泛指虚邪贼风，即六淫邪气。六淫邪气侵犯人体，可发生多种疾病。②狭义的风：为六淫之首，善行而数变，作为先导，多兼夹其他邪气伤害人体，形成多种疾病。《素问·风论》："风者，善行而数变……故风者，百病之长也。"

清静则肉腠闭拒，虽有大风苛毒，弗之能害。此因时之序也： 清静，此指人的阳气清静，无异常变化。**闭**，固密。**拒**，抵御，指阳气的卫外功能。人的阳气清静正常，则使肌肉腠理固密，卫外功能强盛。**风**，泛指外邪。**大风苛毒**，厉害的邪气。虽然有厉害的邪气，也不能使人体受到伤害。**此因时之序也**，这是顺应了四时阳气的变化规律。

故病久则传化，上下不并，良医弗为：故，如果。**病**，病邪。**久**，过久。**传化**，传变。如果病邪过久就会传变。**不并**，不相交通。**上下不并**：①人体上部与下部之气不相交通；②阴阳之气不相交通（上指阳，下指阴），如下文"阳气当隔"。可互参。**良医**，高明的医生。**弗为**，没有办法。

故阳畜积病死，而阳气当隔，隔者当写：故，如果。**畜**，同蓄。**阳畜积**，阳盛、甚至纯阳无阴。**病死**，病为死证。**而**，由于。**当**，挡、阻挡。**隔**，隔塞不通。**当隔**，挡隔、阻隔。**阳气当隔**，与上文"上下不并"同义，即阳气阻隔不通。**写**，同泻，指泻法。如果阳气蓄积则病为死证，是由于阳气阻隔不通所致。阳气阻隔不通的应当使用泻法，使蓄积的阳气疏通。

不亟正治，粗乃败之：亟，音、义同急，快、及时。**正治**，正确治疗。**粗**，粗工、不高明的医生。**败之**，病转危笃。若不迅速给予正确治疗，病情就会因粗工的贻误而转危笃。

以上论人要顺应四时阳气的变化及阳盛病的预后、治疗。下论人要顺应一日之中阳气的变化规律。

故阳气者，一日而主外： 卫气白天行于阳经，行于体表，保护人体不受外邪的侵袭。

平旦人气生，日中而阳气隆，日西而阳气已虚，气门乃闭：人气，人的阳气。**气门**，汗孔。早晨自然界的太阳从地平线上升起，人的阳气也开始行于体表。中午自然界的阳气最盛，人体表的阳气也最旺盛。傍晚日落西山，人的阳气由阳经入阴分，体表的阳气也虚，这时汗孔随之关闭。人的阳气在一日之中，有平旦阳气始生，日中阳气旺盛，日西阳气衰减、汗孔收敛关闭的规律变化。

是故暮而收拒，无扰筋骨，无见雾露：暮，日落之时。**收**，收藏，卫气由体表入内。**拒**，拒绝、拒邪于外。**无**，不要。**见**，遇见、遭遇。**雾露**，阴寒之邪。因为阴邪易伤人阳气。日落之时，人体的阳气收藏于内，拒邪于外，人们要减少活动。

反此三时，形乃困薄：反，违背、违反。**三时**，平旦、日中、日西。**形**，形体。**困**，困顿、疲困。**薄**，衰薄，引申为衰弱。**形乃困薄**，形体困顿衰弱。

若违反了一日之中（三时）阳气的变化规律，形体就会困顿衰弱。

本段论人的阳气与自然界的阳气相通应，提示人们要顺应自然，保养阳气。不仅要顺应四时阴阳的变化，还要顺应一天当中阴阳的变化。

三、阳气与阴精的关系

【导读】

本段经文从生理、病理的角度论述了阳气与阴精的关系。

（1）生理上阴阳之间相互为用、相互转化，"阴者，藏精而起亟也；阳者，卫外而为固也"，并以"阴平阳秘，精神乃治"为目的，同时强调了阳气的主导作用，"凡阴阳之要，阳密乃固"。

（2）病理上若阴阳失调，"阴不胜其阳""阳不胜其阴"或"两者不和"，可致阳胜病、阴胜病、筋骨气血等病变或四时感受伏邪；若出现孤阴、独阳，"阳强不能密，阴气乃绝""阴阳离决，精气乃绝"，生命将会终结。

对四时邪气伏而后发伤害五脏的认识，医家有不同观点：①从养生角度解释，认为疾病的发生是上一个季节失于养生所致。如本篇"冬伤于寒，春必病温"，若"藏于精者，春不病温"。②从发病角度理解，认为外感时邪侵入人体，延期而发病，即伏邪发病。其中"冬伤于寒，春必病温"成为后世伏气温病学说的理论渊源。

【原文】

岐伯曰：阴者，藏精而起亟也；阳者，卫外而为固也。阴不胜其阳，则脉流薄疾，并乃狂。阳不胜其阴，则五脏气争，九窍不通。是以圣人陈阴阳，筋脉和同，骨髓坚固，气血皆从。如是则内外调和，邪不能害，耳目聪明，气立如故。

风客淫气，精乃亡，邪伤肝也。因而饱食，筋脉横解，肠澼为痔。因而大饮，则气逆。因而强力，肾气乃伤，高骨乃坏。

凡阴阳之要，阳密乃固。两者不和，若春无秋，若冬无夏，因而和之，是谓圣度。故阳强不能密，阴气乃绝；阴平阳秘，精神乃治；阴阳离决，精气乃绝。

因于露风，乃生寒热。是以春伤于风，邪气留连，乃为洞泄；夏伤于暑，秋为痎疟；秋伤于湿，上逆而咳，发为痿厥；冬伤于寒，春必病温。四时之气，更伤五脏。

【解析】

　　阴者，藏精而起亟也；阳者，卫外而为固也：**阴者**，从阴这方面来说。**藏精**，阴精藏于内。**起**，扶持、支持。**亟**，频数。阴精藏于体内，不断地支持在外的阳气。当阳气不足时，阴精不断地化生阳气予以补充，即阴为阳之基。**阳者**，从阳这方面来说。**固**，固密、固守。**为固**，阳气为阴精固密于外。阳气有卫外的作用，为阴精固密于外。阳气固密阴精，不使阴精泄露或受损伤，即阳为阴之用。《素问·阴阳应象大论》："阴在内，阳之守也；阳在外，阴之使也"，反映了阴阳之间相互为用、相互转化的关系。

　　阴不胜其阳，则脉流薄疾，并乃狂：**阴不胜其阳**，阴不能制阳，则阳偏盛。**脉流**，脉中气血的流动。**薄**，通迫。**薄疾**，急迫、快速。**并**，合并、相并。张介宾注："并者，阳邪入于阳分，谓重阳也。"阳邪，指阴不胜其阳，阳偏盛。阳分，指阳脏、阳经。阳邪入于阳分，两阳相并为重阳，重阳则狂。

　　阳不胜其阴，则五脏气争，九窍不通：**阳不胜其阴**，阳不制阴，阴偏盛。**争**，不和。**五脏气争**，五脏气机失和。若阳不制阴，五脏气机失和，清阳不升，浊阴填塞，五脏之精气不通于九窍，则九窍不通，功能失灵。

　　是以圣人陈阴阳，筋脉和同，骨髓坚固，气血皆从：**陈**，陈述，引申为调和。**和同**，和顺。**从**，顺。所以，懂得养生之道的人调和阴阳，就会筋脉功能和顺，骨髓坚固，气血运行正常。

　　如是则内外调和，邪不能害，耳目聪明，气立如故：**耳目聪明**，听力、视力好，泛指七窍正常。**气**，脏腑经络之气。**立**，行也。这样就能使人体内外阴阳调和，不受邪气的伤害，七窍正常，脏腑经络之气运行如常。

　　风客淫气，精乃亡，邪伤肝也：**淫**，乱。**淫气**，乱气。**精**，阴精。**亡**，耗散。风邪客入人体成为淫乱之气，易耗散阴精，因风为阳邪。风气通于肝，所以易损伤肝脏。

　　因而饱食，筋脉横解，肠澼为痔：**饱食**，饮食过饱。**横**，放纵。**解**，通懈，弛缓。**筋脉横解**，筋脉弛缓不收。**为**，与。**肠澼**，下利脓血的痢疾等病。**痔**，痔疮。由于饮食过饱，肠胃受损，肠中之筋脉弛缓不收，会产生下利脓血与痔疮等病证。

　　因而大饮，则气逆：**大饮**，饮水、饮酒过多。饮水、饮酒过多可产生气逆一类的病证。

因而强力，肾气乃伤，高骨乃坏：**强力**，强力入房或劳力过度。**高骨**，腰间脊骨。**坏**，败坏。强力可损伤肾气，使腰间脊骨败坏。

凡阴阳之要，阳密乃固：**要**，关键、纲领。**阳密**，阳气致密。**固**，固守。凡阴阳之间的关键，阳气致密于外，阴精才能固守于内。此句强调了阳气的主导作用。

两者不和，若春无秋，若冬无夏：**两者**，阴阳。**不和**，不调和。如果阴阳不调和，出现了偏盛偏衰，就好像四时之中，只有春天没有秋天，或只有冬天没有夏天。

因而和之，是谓圣度：**和之**，调和阴阳。**圣度**，圣人的法度。调和阴阳就是圣人的法度。

故阳强不能密，阴气乃绝；阴平阳秘，精神乃治；阴阳离决，精气乃绝：**阳强**，阳气亢盛。阳气亢盛，不能固密于外，则阴精随之外泄，甚至竭绝。**阴平阳秘**，阴平与阳秘是互文，即阴阳平秘，阴阳平和协调。**精神乃治**，精神活动正常。**离决**，分离诀别。**阴阳离决**，孤阴、独阳，或亡阴亡阳。**精气乃绝**，孤阴、独阳，精和气就会竭绝。因为有阴无阳即独阳、亡阳则气绝，有阳无阴即孤阴、亡阴则精绝。

因于露风，乃生寒热：**露**，触冒。**风**，泛指四时邪气。**露风**，感受外邪。**寒热**，指外感寒热一类病证，为外感病的总称。由于感受外邪，才会产生外感寒热一类病证。

是以春伤于风，邪气留连，乃为洞泄：**洞泄**，指水谷不化、下利无度的重度泄泻。春季被风邪所伤，若邪气滞留不去，就会发生水谷不化、下利无度的洞泄。

夏伤于暑，秋为痎疟：**痎疟**，疟疾的总称。夏季被暑邪所伤，到了秋季会发生疟疾。

秋伤于湿，上逆而咳，发为痿厥：**痿厥**，偏义复词，偏于痿。秋季被湿邪所伤，邪气上逆会发生咳嗽或痿证。

冬伤于寒，春必病温：冬季被寒邪所伤，到了来年的春季会发生温病。

四时之气，更伤五脏：此句为总结语。四时邪气更替、交替地伤害五脏。《素问·阴阳应象大论》有类似经文："冬伤于寒，春必温病；春伤于风，夏生飧泄；夏伤于暑，秋必痎疟；秋伤于湿，冬生咳嗽。"这是作为"重阴必阳，重阳必阴"之验出现的，进而阐述阴阳之间的转化。

四、阴精的作用及五味所伤

【导读】

药食五味对五脏有双重作用,既养五脏又伤五脏。药食五味摄入体内,由五脏化生为阴精,藏于五脏并滋养五脏。若五味偏嗜太过,又会伤及五脏,或伤本脏,或按五行生克乘侮伤及他脏,或同时伤及多脏。所以,养生防病应注意调和五味。《素问·至真要大论》:"五味入胃,各归所喜,故酸先入肝,苦先入心,甘先入脾,辛先入肺,咸先入肾。久而增气,物化之常也;气增而久,夭之由也。"

【原文】

阴之所生,本在五味;阴之五宫,伤在五味。

是故味过于酸,肝气以津,脾气乃绝;味过于咸,大骨气劳,短肌,心气抑;味过于甘,心气喘满,色黑,肾气不衡;味过于苦,脾气不濡,胃气乃厚;味过于辛,筋脉沮弛,精神乃央。

是故谨和五味,骨正筋柔,气血以流,腠理以密,如是则骨气以精,谨道如法,长有天命。

【解析】

阴之所生,本在五味;阴之五宫,伤在五味: 阴精的产生,本源于五味。**五宫**,五脏。藏蓄阴精的五脏又往往被饮食五味所伤。

是故味过于酸,肝气以津,脾气乃绝:津,溢也,过盛。**肝气以津**,肝气亢盛。过食酸伤肝,使肝气亢盛,肝旺乘脾,则脾气衰竭。

味过于咸,大骨气劳,短肌,心气抑:大骨,腰间脊骨。肾主骨,腰为肾之府,过食咸伤肾,使腰间骨气受损。**短肌**,肌肉短缩,为水(肾)侮土(脾)。**心气抑**,心气抑郁,为水气凌心。

味过于甘,心气喘满,色黑,肾气不衡:甘,《太素》作苦。**喘**,此指心跳急促不柔和。**满**,通懑,烦闷。苦入心,过食苦伤心气,使心跳急促而烦闷。黑为水之色,心火不足则肾水乘之,可见**色黑**。**肾气不衡**,心火虚衰,肾水偏盛，使肾气失去平衡。

味过于苦，脾气不濡，胃气乃厚：苦，《太素》作甘。**脾气不濡**，《太素》无不字。**濡**，湿。**厚**，胀满。过食甘伤脾，脾不运化水湿则湿盛，湿邪阻滞则胃气胀满。

味过于辛，筋脉沮弛，精神乃央：沮，败坏。**央**，通殃。过食辛伤肺，金克木，则见筋脉败坏弛缓，因肝主筋。金（肺）侮火（心），出现精神萎靡。

是故谨和五味，骨正筋柔，气血以流，腠理以密，如是则骨气以精，谨道如法，长有天命：**骨气**，泛指骨、筋、气、血、腠理诸气。**精**，强盛。所以谨慎地调和五味，可使骨骼强壮，筋脉柔和，气血畅通，腠理致密。这样才能使骨、筋、气、血、腠理得到五味滋养而强盛，若能严格遵守养生之法，就可享受天赋予的寿命。

灵枢·百病始生（节选）

【篇名解释】

百病，多种疾病。**始生**，开始发生。**百病始生**，多种疾病开始是怎么发生的。本篇论述了多种疾病发生的原因、病邪伤人的途径、病位、传变规律、病证表现、治疗原则，且篇首有"夫百病之始生"，故名篇。

一、疾病发生的原因及外感病发病的机理

【导读】

本段为全文总纲，指出了：①疾病发生的原因。a. 邪气性质不同，侵袭人体的途径、部位、导致的病变也不同，即"三部之气，所伤异类"，为中医病因学说的形成、发展奠定了基础。b. 虽发病部位分三部，但可用阴阳来概括，从而将疾病分为外感、内伤两大类，即"或起于阴，或起于阳"，为中医疾病分类奠定了基础。②外感病的发病机理。认为外界的虚邪之风与人体正气虚相

结合，即"两虚相得"是外感病发生的主要原因，且正气虚是发病的关键，体现出《黄帝内经》在发病学上的辩证法思想。

【原文】

黄帝问于岐伯曰：夫百病之始生也，皆生于风雨寒暑，清湿喜怒。喜怒不节则伤脏，风雨则伤上，清湿则伤下，三部之气，所伤异类，愿闻其会。岐伯曰：三部之气各不同，或起于阴，或起于阳，请言其方。喜怒不节则伤脏，脏伤则病起于阴也；清湿袭虚，则病起于下；风雨袭虚，则病起于上，是谓三部。至于其淫泆，不可胜数。

黄帝曰：余固不能数，故问先师，愿卒闻其道。岐伯曰：风雨寒热，不得虚，邪不能独伤人。卒然逢疾风暴雨而不病者，盖无虚，故邪不能独伤人。此必因虚邪之风，与其身形，两虚相得，乃客其形，两实相逢，众人肉坚，其中于虚邪也，因于天时，与其身形，参以虚实，大病乃成。气有定舍，因处为名，上下中外，分为三员。

【解析】

黄帝问于岐伯曰：夫百病之始生也，皆生于风雨寒暑，清湿喜怒：皆生于，大多数生于、感受。**清**，通凊（qìng），寒也。**清湿**，寒湿之邪，指工作、居处环境潮湿寒冷。**喜怒**，泛指情志。多种疾病开始发生的原因，大多数是感受了风雨寒暑、寒湿之邪以及喜怒等情志因素。

喜怒不节则伤脏，风雨则伤上，清湿则伤下：喜怒不节，泛指情志不和。情志不和则伤五脏，伤五脏之精、气、神。**上**，指人体上部，头、腰以上。风为阳邪，在空中流动；雨从天降。所以，风雨易从上部伤人。**清湿**，寒湿。**下**，人体下部。腰以下、足、尻（kǎo）（尾骶部）。寒湿为阴邪，所以寒冷潮湿易从下部伤人。

三部之气，所伤异类，愿闻其会：三部之气，三部之邪气，指伤于上部的风雨、伤于下部的寒湿、伤于五脏的喜怒。**异类**，不同。**其**，邪气。**会**，领会、会通。三个部位的邪气，所伤人体的部位各不同，想听一听以领会其中的道理。

岐伯曰：三部之气各不同，或起于阴，或起于阳，请言其方：起，发生、开始。**阴、阳**，指发病部位。**阴**，内、内脏；**阳**，外、肌表。三部之邪气的性质各不相同，邪气伤人有的从内脏开始，有的从肌表开始。说明虽然伤人的邪气分为三部，但发病部位可用阴阳来概括，所致病证也可分为外感、内伤两大类。**方**，大概、大略。请让我谈谈三部之气伤人的大概情况（表5-1）。

表 5-1 疾病病因分类表

三部之气	发病部位	所致病证
伤于上部的风雨	病起于阳	外感表证
伤于下部的寒湿		
伤于内脏的喜怒	病起于阴	内伤里证

喜怒不节则伤脏，脏伤则病起于阴也；清湿袭虚，则病起于下；风雨袭虚，则病起于上，是谓三部：情志不节则伤内脏，所以疾病的发生从内开始；**袭**，侵袭。**虚**，正气虚。**袭虚**，乘虚侵袭。寒湿之邪乘虚侵袭人体，疾病的发生从下部开始；风雨乘虚侵袭人体，疾病的发生从上部开始。**是谓三部**，这就是所说的疾病开始发生的三个部位。

至于其淫泆，不可胜数：**其**，邪气。**淫**，浸淫；**泆**，音 yì，同溢，布散。**胜**，尽。**不可胜数**，无法尽数。至于邪气在体内的浸淫布散，就无法数清楚了。

黄帝曰：余固不能数，故问先师，愿卒闻其道：**固**，确实。**不能数**，即数不清。因为邪气在体内的浸淫布散变化多端，所以数不清。**先师**，《太素》作天师，是黄帝对岐伯的尊称。**卒**，尽、详尽。**其道**，疾病发生的规律。我确实数不清，所以向你请教，希望听你详尽地讲一讲疾病发生的规律。

岐伯曰：风雨寒热，不得虚，邪不能独伤人。**得**，遇到。**虚**，正气虚。**不得虚**，不遇到正气虚。风雨寒热等外邪，如果不遇到正气虚弱的人，是不会单独伤害人体而致病的。《素问·评热病论》："邪之所凑，其气必虚。"所以，正气虚是发病的关键，外因通过内因而起作用。

卒然逢疾风暴雨而不病者，盖无虚（图5-2），**故邪不能独伤人**：**卒**，同猝。**卒然**，突然。**逢**，遭遇、遇到。**盖无虚**，由于正气不虚。突然遇到疾风暴雨而不发病，是由于正气不虚，所以外邪是不能单独伤害人体的。

此必因虚邪之风，与其身形，两虚相得，乃客其形：**虚邪之风**，四时不正之气，泛指不正常的气候。**与**，和。**身形**，虚弱的形体。**两虚**，外界的虚邪之风、人体的正气虚弱。**相得**，相结合。**两虚相得**，外界的虚邪之风，与人体正气虚弱相结合。**客**，侵袭。这必然是由于虚邪之风，与人体正气虚弱相结合，邪气才能侵袭人体。

两实相逢，众人肉坚：**两实**，外界的正常气候和人体的正气充实。**相逢**，

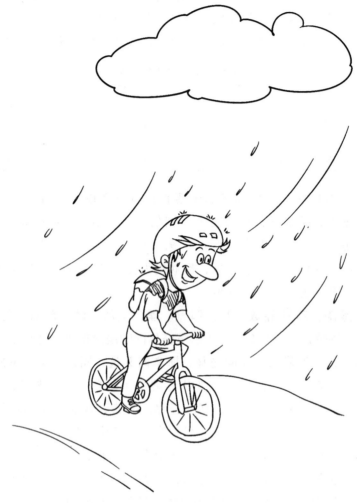

图 5-2 逢疾风暴雨而不病者，盖无虚

相遇。**肉坚**，肌肉坚实，即正气充实健康不病。若气候正常，人体正气调和，人们就不会生病。

其中于虚邪也，因于天时，与其身形，参以虚实，大病乃成：中，伤。**与其身形**，和他虚弱的身体。**参**，合。**虚**，正气虚。**实**，邪气盛实。**参以虚实**，正气虚弱与邪气盛实相合。**大病**，严重的病。**乃成**，才能产生。如果被虚邪所伤，是由于自然气候的异常和虚弱的身体。正气虚与邪气盛相合，才能产生严重的疾病。

气有定舍，因处为名：气，邪气。**定舍**，固定的部位。**气有定舍**，邪气伤人有一定的部位。**因**，凭借、根据。**处**，处所、部位。**名**，名称、疾病的名称。**因处为名**，根据部位确定疾病的名称。如邪气伤头，为头的病，命名为头眩、头晕、头痛；邪气伤腹，为腹的病，命名为腹痛、腹泻等。《灵枢·顺气一日分为四时》："气合而有形，得脏而有名"，与此同义。《素问·热论》邪客于表名太阳病、阳明病、少阳病，邪入于里名太阴病、少阴病、厥阴病，是根据气定舍于经脉而命名。根据邪气侵犯的部位不同而确定病名，是中医学病证命名的主要方法之一。

上下中外，分为三员：**中**，内。**上下中外**，上下内外。**员**，部。**三员**，三部。人体依上下而言，分上、中、下三部；依内外而言，分表、里、半表半里三部。人体的上下、内外均可分为三部。把人体上下、内外分为三部的方法，对后世"六经辨证""三焦辨证"层次深浅的认识具有启发意义。

二、疾病的传变

【导读】

本段经文阐述了外邪侵袭人体后的一般传变规律。邪气"留而不去"，在不同部位与人体正气相抗争，就会表现出相应的临床症状；邪气由表入里，由浅入深，日久成"积"，并有可能留着于不同的部位。如果邪气不能在轻浅阶段及时祛除，随着病邪的浸淫传布，病情的变化也会更加复杂。

【原文】

是故虚邪之中人也，始于皮肤，皮肤缓则腠理开，开则邪从毛发入，入则抵深，深则毛发立，毛发立则淅然，故皮肤痛。留而不去，则传舍于络脉，在络之时，痛于肌肉，其痛之时息，大经乃代。留而不去，传舍于经，在经之时，洒淅喜惊。留而不去，传舍于输，在输之时，六经不通四肢，则肢节痛，腰脊乃强。留而不去，传舍于伏冲之脉，在伏冲之时，体重身痛。留而不去，传舍于肠胃，在肠胃之时，贲响腹胀，多寒则肠鸣飧泄，食不化；多热则溏出麋。留而不去，传舍于肠胃之外，募原之间，留著于脉。稽留而不去，息而成积。或著孙脉，或著络脉，或著经脉，或著输脉，或著于伏冲之脉，或著于膂筋，或著于肠胃之募原，上连于缓筋，邪气淫泆，不可胜论。

【解析】

　　是故虚邪之中人也，始于皮肤，皮肤缓则腠理开，开则邪从毛发入，入则抵深，深则毛发立，毛发立则淅然，故皮肤痛：毛发立，毛发竖立、毫毛竖立。**淅然**，形容怕冷的样子。**淅然、毛发立**，即打冷战、起鸡皮疙瘩，为邪中皮毛，卫气受伤，失于温煦所致。皮肤上布有细小的络脉浮络，邪中皮毛，络脉不通则**皮肤痛**。所以虚邪贼风侵袭人体，从皮肤开始，使皮肤弛缓，腠理开泄，邪从毛发孔侵入，并逐渐深入，引起毛发竖立，出现怕冷，所以皮肤疼痛。

　　留而不去，则传舍于络脉，在络之时，痛于肌肉，其痛之时息，大经乃代：传舍，传给。**络脉**，为经脉的分支。**息**，止。**其痛之时息**，肌肉时痛时止。**大经**，经脉，与较小的络脉相对而言。**乃**，原来。**代**，代替，代替肌肉中的络脉。**大经乃代**，原来是经脉代替肌肉中的络脉受邪。邪气滞留不去，则传给络脉，邪客络脉时，表现为肌肉疼痛，时痛时止，原来是经脉代替肌肉中的络脉受邪的结果。

　　留而不去，传舍于经，在经之时，洒淅喜惊：洒淅，寒冷不安的样子，即恶寒战栗。**喜**，《太素》《甲乙经》均作善。**喜惊**，善惊恐。邪传入经脉，邪正交争，卫阳受损，失于温煦则恶寒战栗。经脉与脏腑相连，邪扰五脏所藏之神，故善惊恐。

　　留而不去，传舍于输，在输之时，六经不通四肢，则肢节痛，腰脊乃强：输，即下文的输脉，指足太阳膀胱经，因其经上有五脏六腑的俞穴，**古输、俞通用**。**六经**，三阴三阳经脉，与五脏六腑相通。邪气留而不去，传给足太阳膀胱经，邪气客于膀胱经，使六经气血运行不畅，不能通达于四肢，则出现四肢关节疼痛，腰脊强硬不舒。

　　留而不去，传舍于伏冲之脉，在伏冲之时，体重身痛：伏冲之脉，冲脉伏行于脊柱内的部分分支，因所行部位较深，故名伏冲。冲脉为十二经脉之海，并有"冲为血海"之称。邪气留而不去，传给行于脊柱内的冲脉，邪客冲脉，则身体沉重疼痛。

　　留而不去，传舍于肠胃，在肠胃之时，贲响腹胀，多寒则肠鸣飧泄，食不化；多热则溏出麋：贲，同奔。**贲响**，雷鸣，腹中雷鸣为肠鸣。**飧泄**，完谷不化的泄泻。**溏**，大便稀溏。**麋**，同糜，大便糜烂腐败，恶臭难闻。**溏出麋**，泛指热性泻利。邪气留而不去，传给肠胃，邪客肠胃，则腹中雷鸣、腹胀，若邪气偏寒，则肠鸣飧泄，饮食不化；若邪气偏热，则大便稀溏糜烂，恶臭难闻。

留而不去，传舍于肠胃之外，募原之间，留著于脉：**募原**，膜原，指肠胃之外、脏腑之间的膏膜。此处最易藏邪。邪气留而不去，传到肠胃外的募原，并留著于募原间的脉络之中。

稽留而不去，息而成积：**稽留**，停留、留著。**息**，长、增长。**积**，生于胸腹之内的肿块。邪气留著于募原间的脉络之中，经久不去，便会生长积块。通常积块的形成，是由于邪气客于募原间之脉络，导致气血阻滞，气血与邪气搏结不散，久留不去而成积。积有广义、狭义之分。广义之积聚，是以腹内结块，或胀或痛为主要特征的一类疾病；狭义之积，为寒邪与气血积聚，日积月累，日久而形成。本篇的积属狭义之积。《内经》中涉及积的篇章较多，如《素问·五脏生成篇》《素问·平人气象论》《素问·腹中论》等。治疗子宫肌瘤、肝硬化、脾脏肿大、腹腔肿块等，可按积论治。

或著孙脉，或著络脉，或著经脉，或著输脉，或著于伏冲之脉，或著于膂筋，或著于肠胃之募原，上连于缓筋，邪气淫泆，不可胜论：**或**，有的。**著**，附着、留著。**孙脉**，孙络。**输脉**，足太阳膀胱经。**膂**，音lǚ，脊梁骨。**膂筋**，附于脊柱两旁肌肉间的筋膜。**缓筋**，循于腹壁肌肉间的筋膜，即肚脐两旁肌肉间的筋膜，属足阳明胃经的经筋。病邪侵入人体，有的留著于孙络，有的留著于络脉，有的留著于大的经脉，有的留著于足太阳膀胱经，有的留著于脊柱两旁的冲脉，有的留著于脊柱旁的筋膜，有的留著于肠胃外的膏膜，并向上波及到腹壁的筋膜。总之，邪气在体内的浸淫传布是极其复杂的，不可一一论述。

通常外邪侵袭人体，在传变过程中，皮毛为表，肠胃为里，经络为浅，募原为深。所以外邪传变，总的规律是由表入里、由浅入深（表5-2）。

表5-2 外邪传变规律表

传变部位	症状	机理
皮毛	毛发立则淅然	卫气受伤，失于温煦
络脉	皮肤痛	邪客络脉，络脉阻滞
络脉	肌肉痛	邪客络脉，络脉阻滞
	痛之时息	邪去络入经
经脉	洒淅	邪正交争，卫阳受损
	喜惊	经气连脏，神气被扰
输脉	肢节痛	六经气血运行不畅，不达四肢
	腰脊乃强	足太阳膀胱经夹脊抵腰，经气不利

续表

传变部位	症状	机理
伏冲脉	体重	冲脉为十二经脉之海、为血海,经气不利,血不养形
	身痛	
肠胃	贲响腹胀	邪客肠胃,气机奔迫、郁滞
	肠鸣飧泄,食不化	脾胃之阳受损,运化失司
	溏出麋	热伤脾胃,腐败谷食
肠胃之外募原之间	积	邪客募原之络脉,气血阻滞,与邪搏结,久留成积

三、内伤疾病的病因与治法

【导读】

本段经文阐述了以下两点。

(1) 内伤病的病因。内伤病的病因复杂,常内外合邪伤及内脏。如忧思、忿怒的情志失调,醉以入房、用力及房劳过度的饮食劳倦,以及汗出当风、汗出浴水的外感致病因素等。并且在内伤病的病因中,具有情志多伤心肝,形寒、寒饮多伤肺,饮食不节多伤脾,劳力、房劳多伤肾的致病特点。

(2) 内伤病的治法。"察其所痛,以知其应,有余不足,当补则补,当写则写,毋逆天时",也是诊治疾病的基本原则。

【原文】

黄帝曰:其生于阴者,奈何?岐伯曰:忧思伤心;重寒伤肺;忿怒伤肝;醉以入房,汗出当风伤脾;用力过度,若入房汗出浴,则伤肾。此内外三部之所生病者也。

黄帝曰:善。治之奈何?岐伯答曰:察其所痛,以知其应,有余不足,当补则补,当写则写,毋逆天时,是谓至治。

【解析】

黄帝曰:其生于阴者,奈何?:阴,内也。生于阴,与上文"起于阴"同义。病生于内脏,又是怎样的呢?"**百病之始生**",有"**或起于阴,或起于阳**"两类。前文已论述了风雨寒湿等外邪伤人,病"**起于阳**",以及喜怒不节伤人、积等"**起于阴**"的各种情况。

以下继论病"**起于阴**"的各种情况。

岐伯曰:忧思伤心;重寒伤肺;忿怒伤肝;醉以入房,汗出当风伤脾;用力过度,若入房汗出浴,则伤肾:忧思伤心,忧为肺志,思为脾志,忧思太过,则伤肺脾。但忧思属七情,太过也可伤心神。**重寒**,指形寒和寒饮。**重寒伤肺**,即《灵枢·邪气脏腑病形》中所说的"形寒寒饮则伤肺"。肺为娇脏,不耐寒热。肺外合皮毛,其脉起于中焦,还循胃口。若外寒侵袭皮毛,内合于肺,再有寒饮入胃,胃中寒邪经肺脉上达于肺,导致内外寒邪相合,重寒伤肺。**忿怒**,愤恨恼怒。**忿怒伤肝**,忿怒太过,伤肝致气迫血上逆。**醉以入房**,醉酒后行房。脾主运化,又主肌肉。若饮酒至醉,则伤脾胃。用力过度,房劳伤肾,肾不主水,肾水反侮脾土。汗出受风,风伤肌肉,内合伤脾。**若入房汗出浴**,如果行房后汗出再沐浴。肾主骨,劳力则伤骨伤肾。肾藏精,主水,如果房劳则伤肾,汗出浴水,水寒入肾。

此内外三部之所生病者也:这就是人体上下内外三部疾病发生的一般情况。此句为所有三部疾病发生的总结语。

以下论治疗疾病的基本原则。

黄帝曰:善。治之奈何?:讲得好。治疗这些疾病的原则是什么呢?

岐伯答曰:察其所痛,以知其应:**痛**,泛指外在症状。审察外在证候,可知在内相应部位的病变,即确定病位。

有余不足,当补则补,当写则写:**有余**,实证。**不足**,虚证。根据虚实证候,实者当泻,虚者当补,即判断病性。

毋逆天时,是谓至治:**逆**,违背。**天时**,指自然界四时阴阳的变化规律。人与自然相应,所以治疗时,不要违背脏腑气血与四时气候的关系,即整体治疗。如春天应于肝,肝气易盛,所以春天应多调理肝;夏天炎热应于心,所以夏天应少用热性药;秋天多燥应于肺,所以秋天应多调理肺气;冬天寒冷应于肾,所以冬天应温肾,少用寒性药。**至**,最。**是谓至治**,这就是最好的治疗原则。

素问·举痛论（节选）

【篇名解释】

举，列举。**痛**，疼痛。本篇列举了寒邪客于脏腑经脉引起的十四种疼痛，并论述了怒、喜、悲、恐、寒、炅、惊、劳、思九气致病的规律及机理。因篇首论疼痛，故名篇。

【导读】

本段经文论述了以下几点。

（1）提出"百病生于气"的重要发病学观点，认为多种疾病的发生，都是由于气机失调所致。导致气机失调的因素有九种，其中：①怒、喜、悲、恐、惊、思指情志致病因素，占九种致病因素的多数，反映出情志致病在《黄帝内经》发病学中的重要地位；②寒、炅指六淫致病因素；③劳指过劳致病因素。这是中医病因学说重要的理论依据。

（2）九气致病的规律及机理。"怒则气上，喜则气缓，悲则气消，恐则气下，寒则气收，炅则气泄，惊则气乱，劳则气耗，思则气结"，是对九气致病规律的高度概括，并在此基础上对九气致病的机理进行了阐述，丰富了中医病机学说的内容。

【原文】

余知百病生于气也，怒则气上，喜则气缓，悲则气消，恐则气下，寒则气收，炅则气泄，惊则气乱，劳则气耗，思则气结，九气不同，何病之生？

岐伯曰：怒则气逆，甚则呕血及飧泄，故气上矣。喜则气和志达，荣卫通利，故气缓矣。悲则心系急，肺布叶举，而上焦不通，荣卫不散，热气在中，故气消矣。恐则精却，却则上焦闭，闭则气还，还则下焦胀，故气不行矣。寒则腠理闭，气不行，故气收矣。炅则腠理开，荣卫通，汗大泄，故气泄。惊则心无所倚，神无所归，虑无所定，故气乱矣。劳则喘息汗出，外内皆越，故气耗矣。思则心有所存，神有所归，正气留而不行，故气结矣。

【解析】

余知百病生于气也：百病，多种疾病。**气**，气机失调。我知道多种疾病的发生都是由于气机失调。张介宾注："气之在人，和则为正气，不和则为邪气。凡表里虚实，逆顺缓急，无不因气而至，故百病皆生于气。"

以下论九气导致气机失调的规律。

怒则气上，喜则气缓，悲则气消，恐则气下，寒则气收，炅则气泄，惊则气乱，劳则气耗，思则气结：上，上逆。**气上**，肝气上逆。肝在志为怒，大怒则肝气上逆；**缓**：①和缓、和顺。**气缓**，心气和顺。喜为心之志，喜则心气和顺，为正常的生理。②涣散不收。**气缓**，心气涣散。过喜伤心神，使心气涣散不收，为异常的病理。根据前后文意，应指后者。**消**，消散、消损。**气消**，肺气消损。悲为肺志，悲则肺气消损。**下**，下陷。**气下**，肾气下陷。恐为肾之志，恐惧过度则肾气下陷。**收**，收敛。**气收**，卫气收敛。寒主收引，寒邪袭表，腠理闭塞，使卫气收敛而不畅行。**炅**，热邪。**泄**，外泄。**气泄**，营卫之气外泄。感受热邪，则营卫之气随汗外泄。**乱**，紊乱。**气乱**，心神之气散乱。大惊猝恐，可使心神之气散乱。**劳**，劳倦。**耗**，耗散。**气耗**，肺肾之气耗损。过度劳倦，则肺肾之气耗损；**结**，结聚、郁结。**气结**，心脾之气郁结。思虑过度，则心脾之气郁结。总之，各种致病因素，如果使气机失调，就会发生病证。

九气不同，何病之生？：九气不同，其病证的产生是怎样的呢？

以下进一步阐述九气致病的机理。

岐伯曰：怒则气逆，甚则呕血及飧泄，故气上矣：飧泄，《太素》《甲乙经》均作食而气逆。可参。**气上**，气逆。怒则肝气上逆，甚则呕血及飧泄或食而气逆。因怒为肝志，暴怒伤肝，疏泄太过，故肝气上逆；肝藏血，气迫血上逆则呕血；肝气横逆乘脾，则飧泄；肝气犯胃，则食而气逆。

喜则气和志达，荣卫通利，故气缓矣：气和，心气和顺。**志达**，情志畅达。**荣卫通利**，营卫运行正常。因心主血脉，适度的喜乐对人有好处，可使心气和顺，情志畅达，营卫气血运行正常。若喜乐太过，则损伤心神，使心气涣散不收。《素问·阴阳应象大论》："喜伤心""暴喜伤阳"。《灵枢·本神》："喜乐者，神惮散而不藏。"

悲则心系急，肺布叶举，而上焦不通，荣卫不散，热气在中，故气消矣：心系，心与其他四脏相连系的脉络。张介宾《类经图翼》："心其系有五（图 5-3），上系连肺，肺下系心，心下三系，连脾、肝、肾。"**急**，拘急、痉挛。**布**，布张。**肺布叶举**，肺叶布张上举。因悲为肺志生于心，过悲则心肺之间脉络拘急，肺叶布张上举，阻遏上焦营卫之气宣发，气郁生热，使肺气消损。

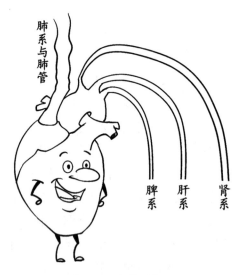

图 5-3　心其系有五

恐则精却，却则上焦闭，闭则气还，还则下焦胀，故气不行矣：却，退却。**却**、**还**，均为下陷之义。**精却**，肾精不能上乘而下陷。**气还**，肾气返回，即肾气下陷。**气不行**，《新校正》作气下行。因肾藏精，肾经上膈入肺中，从肺入心中，肾精应上奉心肺。恐则肾精不上奉心肺，使上焦闭塞。肾气应升不升，反陷于下，则下焦之气壅滞、胀满。

寒则腠理闭，气不行，故气收矣：寒邪袭表，腠理闭塞，卫气不能布于肌表，故卫气收敛于内。

炅则腠理开，荣卫通，汗大泄，故气泄：感受热邪，则腠理开，营卫运行道路畅通，汗大泄，故营卫之气随汗外泄。

惊则心无所倚，神无所归，虑无所定，故气乱矣：此三句形容心神不能内守而动荡不宁。**倚**、**归**、**定**，倚靠、安稳。大惊则心神不能内守，思虑不能安稳，故心神之气散乱。

劳则喘息汗出，外内皆越，故气耗矣：**越**，散越、散失。**外内皆越**，肾主纳气，喘息使肾气耗散，内气越；肺外合皮毛，汗出使肺气耗散，外气越。肺为气之主，肾为气之根。过劳则喘息汗出，外内之气皆散失，所以肺肾之气耗损。马莳注："夫喘则内气越，汗则外气越，故气以之而耗散也。"

思则心有所存，神有所归，正气留而不行，故气结矣： 存、归、留，聚集、留止。**神有所归，正气留而不行，**《太素》《甲乙经》均作"神有所止，气留而不行"，可参。思为脾之志，思则心神凝聚，脾气不升，心脾之气留止不行，所以心脾之气郁结。

素问·至真要大论（节选）

【篇名解释】

至，极、最。**真**，真实。**要**，重要。**至真要**，至真至要，极为真实，最为重要。本篇主要讨论五运六气的有关概念、病机十九条及治则治法等，因其内容极为真实、最为重要，故名篇。

【导读】

本段经文强调了病机的重要性，并列举了十九条病机。

(1) 十九条的分配：属五脏病机各一条，共五条；属上下病机各一条，共二条；属六淫邪气病机，共十二条，其中属火的五条、属热的四条、属风寒湿的各一条，共三条。十九条的分配特点为火、热占比较大、近半数。火为热之甚，二者同类。根据这一特点，金元时期的刘完素创立了火热论。因所处时代宋金交战，社会动乱，瘟疫流行，并习惯用《太平惠民和剂局方》的温燥药治温热病，其结果可想而知。他看到十九条大部分属火热病机，受其启发，大胆提出火热致病，改用寒凉药治温热病，独树一帜，对后世影响很大，成为金元四家之一。另外，他根据十九条体例，结合《素问·阴阳应象大论》"燥胜则干"和自己的体会，增加了燥一条："诸涩枯涸，干劲皴揭，皆属于燥"，对十九条有所发展。

(2) 探求病机的基本方法。通过对复杂症状进行分析归纳，进而辨清病因、病性、病位，以阐明疾病发生发展的关键所在，确定病证与病机之间的归属，强调"谨守病机，各司其属"，并示范性地阐述了探求病机的基本方法。

(3) 学习十九条应注意的问题。十九条加深了人们对病机重要性的认识，也为临床辨证论治提供了执简驭繁的手段，学习时还应注意：①十九条只是探求病机的举例，对某些病证进行了示范性归类。由于叙证简略，有的病机阐述不十分精确，不可能包括病机学说的全部内容。因此学习时要领会其精神，运用时要防止其片面性。②十九条中"诸""皆"表示多数，为言其常。由于临床病证复杂多变，运用时应知常达变，举一反三，全面掌握。如"诸气膹郁"，十九条的"常"为"皆属于肺"，可见喘促、胸闷。临证的"变"为肝气犯肺，可见咳喘、胸胁痛；或肾不纳气，可见呼多吸少、虚喘短气；或"五脏六腑，皆令人咳"（《素问·咳论》），均属"诸气膹郁"的病机辨证范畴。③十九条中证、机之间存在着复杂性。相同的症状，可有不同的病机，如"掉眩""收引""瘛""痉项强""暴强直""转反戾"均为筋脉病变，病机却有肝、肾、风、湿、热、火的不同。不同的症状，可有相同的病机，如"热瞀瘛""禁鼓慄""逆冲上""躁狂越""胕肿，疼酸惊骇"的病证，均由火邪所致。所揭示的证同机异、证异机同的病机归属，为同病异治、异病同治的治则提供了依据。

【原文】

帝曰：善。夫百病之生也，皆生于风寒暑湿燥火，以之化之变也。经言盛者写之，虚者补之，余锡以方士，而方士用之，尚未能十全。余欲令要道必行，桴鼓相应，犹拔刺雪汙，工巧神圣，可得闻乎？岐伯曰：审察病机，无失气宜，此之谓也。

帝曰：愿闻病机何如？岐伯曰：诸风掉眩，皆属于肝。诸寒收引，皆属于肾。诸气膹郁，皆属于肺。诸湿肿满，皆属于脾。诸热瞀瘛，皆属于火。诸痛痒疮，皆属于心。诸厥固泄，皆属于下。诸痿喘呕，皆属于上。诸禁鼓慄，如丧神守，皆属于火。诸痉项强，皆属于湿。诸逆冲上，皆属于火。诸胀腹大，皆属于热。诸躁狂越，皆属于火。诸暴强直，皆属于风。诸病有声，鼓之如鼓，皆属于热。诸病胕肿，疼酸惊骇，皆属于火。诸转反戾，水液混浊，皆属于热。诸病水液，澄澈清冷，皆属于寒。诸呕吐酸，暴注下迫，皆属于热。故《大要》曰：谨守病机，各司其属，有者求之，无者求之；盛者责之，虚者责之。必先五胜，疏其血气，令其调达，而致和平，此之谓也。

【解析】

帝曰：善。夫百病之生也，皆生于风寒暑湿燥火，以之化之变也：百病，多种疾病,此指外感病。**风寒暑湿燥火**,六淫邪气。**化**,化生。**变**,变化。**之化之变**,指六气的异常变化。王冰注:"风寒暑湿燥火,天之六气也,静而顺者为化,动而变者为变,故曰之化之变也。"外感病的发生,大多是由于风寒暑湿燥火六气的异常变化所致。

经言盛者写之,虚者补之:经,古代的医经。**盛**,邪气盛。**写**,通泻,泻法。**虚**,正气虚。**补**,补法。古代经书上说,邪气盛的用泻法治疗,正气虚的用补法治疗。

余锡以方士,而方士用之,尚未能十全:锡,音 xī,通赐,给、传授。**以**,通已,已经。**方士**,医生。**尚**,还、仍然。**十全**,十全十美、尽善尽美。这种道理我已告诉医生们了,可是他们用这种道理治病,还是不能收到十全十美的效果。

余欲令要道必行,桴鼓相应,犹拔刺雪汙,工巧神圣,可得闻乎?:余欲令,我想使。**要道**,重要的医学理论。**必**,必须、切实。**行**,执行、推广。我想使重要的医学理论切实地得到推广。**桴**,鼓槌。**桴鼓相应**,以槌击鼓,槌到鼓响。**犹**,好像。**拔刺**,拔出肉上的刺。**雪**,洗。**汙**,同污。**雪汙**,洗去衣服上的污垢。**桴鼓相应,犹拔刺雪污**,比喻治疗效果显著,药到病除。**工巧神圣**,指高超的诊疗技术。《难经·六十一难》:"望而知之谓之神,闻而知之谓之圣,问而知之谓之工,切脉而知之谓之巧。"诊疗技术达到高超的境界,你能把这方面的理论讲给我听吗?

岐伯曰:审察病机,无失气宜,此之谓也:机,机要、关键。**病机**,疾病发生发展变化的关键。因为病机是疾病发生发展变化的根本和关键所在,是临床施治的主要依据,故要**审察病机**。张介宾注:"机者,要也,变也,病变所由出也。"**气**,六气。**气宜**,六气主时之所宜,即六气主时的规律。**无失气宜**,不要违背六气主时的规律。因外感病多由六气变化所致,根据六气的变化规律,能审察病因,进而审察病机,也是临床辨证的依据之一。**此之谓也**,这就是问题的关键所在。

以上论病机的重要性,下论病机十九条。

帝曰:愿闻病机何如?: 想听一听疾病的机理是怎样的?

岐伯曰:诸风掉眩,皆属于肝:诸、皆,当多数解,不能当所有来理解。**属**,归属。**风**,与后文的"寒""气""湿""火":①指外邪。因篇首云"百病之生也,皆生于风寒暑湿燥火",通常认为本义指外邪。②指病证。《黄帝内经研究大成》认为"'病机十九条'的句式结构是统一的、有章可循的,即'诸'

字后叙述病证及其证候特点,'皆属于'之后则归纳出前述病证的病位或病邪。照此体例,论五脏病机五句中的'风'、'寒'、'湿'、'气'、'热',就不应如有些医家那样看作病因或病邪,而应一律视为病证名称。"即前言病证,后言病机。供参考。可见**风**,本义指外风,后引申为内风病证,即通常所说的肝生风、肝风内动,由肝的功能失调所致。因肝藏血,主筋,开窍于目,为风木之脏,掉眩是作为风证的举例。掉眩之类的病证,具有风邪致病的特点,即善行而数变,如抽搐不止、震颤、肢体麻木、走窜、头目眩晕、筋惕肉瞤(shùn)、口眼㖞斜、半身不遂、颈项僵直、角弓反张,甚至突然昏倒、不省人事等,统称为风证(图 5-4)。**掉**,震也,通振,即振摇、震颤,指头部振摇、四肢震颤。**眩**,眩晕,眩与晕有区别。眩,指视物发黑。晕,指视物旋转。眩晕,视物发黑而旋转。**掉眩**,头部振摇、四肢震颤、视物发黑而旋转。多数的头部振摇、四肢震颤、视物发黑而旋转之类的风证,大多与肝有关。

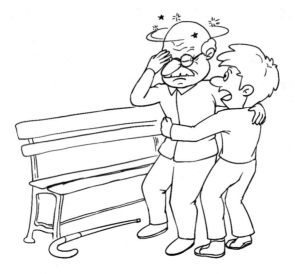

图 5-4 诸风掉眩,皆属于肝

诸寒收引,皆属于肾:寒,内寒,与肾有关,由肾阳虚衰所致。因肾为寒水之脏,内藏真阳。若肾阳不足,命门火衰,则寒从内生。**收**,收缩、蜷缩。**引**,牵引、拘挛。**收引**,指身体蜷缩、筋脉拘急、关节屈伸不利的病证。肾为阳气之根,肾阳虚,寒从内生,筋脉失于温煦,寒则收引,可致筋脉拘挛、身体蜷缩、关节屈伸不利。多数的身体蜷缩、筋脉拘挛、关节屈伸不利之类的寒性病证,大多与肾有关。

诸气膹郁,皆属于肺:气,气的病证。肺主呼吸之气和一身之气,故气之为病,首先责之于肺。**膹**,音 fèn,气逆喘急。**郁**,胸闷。**膹郁**,喘促、胸闷。

肺居胸中，主气司呼吸，主宣发肃降。若肺气不利，气机郁滞则胸闷，肺气上逆则喘促。多数的喘促、胸闷之类气的病证，大多与肺有关。

诸湿肿满，皆属于脾：湿，湿的病证。湿性黏滞通于脾，脾主运化水湿，故湿的病证多为脾失运化。**肿**，水肿。**满**，胀满。若湿邪内侵，伤及脾脏，或脾虚失运，水湿停留，泛溢肌肤，则肢体水肿。湿邪阻滞，使清阳不升，浊阴不降，气机升降失常，则脘腹满胀。多数的水肿、脘腹胀满之类湿的病证，大多与脾有关。

诸热瞀瘛，皆属于火：热，身热。**瞀**，音 mào，神昏、昏闷。**瘛**，音 chì，瘛疭，即抽搐、痉挛。火为阳邪，伤人则热。心主血脉，藏神，五行属火，若火热上扰清窍，乱及心神则神昏。火热灼伤阴血，筋脉失养，则肢体抽搐、痉挛。多数的身热、神昏、肢体抽搐痉挛之类的病证，大多与火有关。另，高世栻《素问直解》火作心，因前"热"字为病因，则后"火"字应为病机，此观点也被部分医家认可。可参。

诸痛痒疮，皆属于心：痒，疡也。**疮**，疮疡，包括痈、疽、丹毒等。痛、痒为疮的重要症状。心属火，主血脉，心经火毒炽盛，使热盛肉腐，发为痈肿。多数的疮疡疼痛的病证，大多与心有关。另，高世栻《素问直解》心作火，火是作为痛痒疮的病机，此观点也被部分医家认可。可参。

诸厥固泄，皆属于下：厥，《灵枢·本神》："肾气虚则厥。"《内经》中的厥包括寒厥和热厥。若下焦肾阳不足，阳虚阴盛则手足寒，为寒厥；下焦肾阴不足，阴虚阳盛则手足热，为热厥。**固**，二便不通。**泄**，二便失禁。**下**，下焦，包括肾、大肠、小肠、膀胱等。若大肠燥化太过，传导不及，则大便秘结。若大肠吸收水分不及，传导太过，则大便泻利不禁。若肾气虚，膀胱气化不利，则小便癃闭或小便不利。若肾气不固，膀胱失约，则小便频数、失禁。多数的寒厥或热厥、二便异常之类的病证，大多与下焦有关。

诸痿喘呕，皆属于上：痿，痿证。**喘**，喘息。**呕**，呕吐。若肺热叶焦，肺不输布津液，肢体失养，则发为痿。《素问·痿论》："故肺热叶焦……著则生痿躄。"肺气阴不足，或肺实邪壅滞，肺失清肃，肺气上逆，则喘息。肺气上逆，浊阴不降，则呕吐。**上**，上焦，包括肺、胃上口以上等。肺居上焦，胃虽居中焦，但《灵枢·营卫生会》："上焦出于胃上口。"上焦的划分从胃上口始，胃的上逆、呕吐从胃上口而出，故也与上焦有关。多数的痿、喘息、呕吐之类的病证，大多与上焦（肺、胃）有关。

诸禁鼓慄，如丧神守，皆属于火：禁，通噤，口噤不开、牙关紧闭。**鼓**，鼓颔（hàn），下牙打上牙。**慄**，战栗、寒战。**鼓慄**，鼓颔战栗，形容恶寒之甚。**如丧神守**，好像失去神明的主持，即不能自我控制，形容鼓颔战栗等躯体的动作不能控制。火性炎热，壅遏于内，使阳气不能外达，筋脉失于温煦，而致牙关紧闭，鼓颔战栗，不能自控，虽类表寒，实属内真热外假寒，为火极似水的假象。多数的口噤不开、鼓颔战栗、不能自我控制之类的病证，大多与火有关。

诸痉项强，皆属于湿：**痉**，痉病，指口噤项强、角弓反张为主症的病证。**项强**，项背强硬不舒，转动困难。项强既可为独立病证，也可为痉病的症状。湿为阴邪，易阻遏阳气。若湿邪阻滞太阳经脉，经气阻滞，头、项、背部筋脉失养，则口噤项强、角弓反张。多数的口噤项强、角弓反张之类的病证，大多与湿有关。

诸逆冲上，皆属于火：**逆冲上**，指脏腑气机急促上逆所致的急性呕吐、吐血、呃逆等病证。火性炎上、急迫，使脏腑气机向上冲逆，甚至气逆血升。如火邪犯胃，胃气上逆则呕吐、吐血；火邪犯肺，肺气上逆则咳喘、咯血；火邪犯肝，肝气上逆则头目眩晕，甚至呕血。多数的气机急促上逆所致的急性呕吐、吐血、呃逆之类的病证，大多与火有关。

诸胀腹大，皆属于热：**胀腹大**，脘腹胀满、腹部胀大。热邪壅滞脾胃，使气机不运，或热实结聚阳明，使腑气不通，可致脘腹胀满、腹部胀大之证。多数的脘腹胀满、腹部胀大之类的病证，大多与热有关。

诸躁狂越，皆属于火：**躁**，躁动不安。**狂**，神智狂乱。**越**，动作越常，即动作超越常度。火为阳邪，其性主动。火邪伤人，内乱神明，则烦躁不安或神志狂乱。火邪外扰经脉四肢，特别是阳明经，因阳明经主四肢，为多气多血之经，火扰阳明经则躁动不安，甚至动作超越常度。火邪入于肺肾也可出现烦躁。张介宾注："盖火入于肺则烦，火入于肾则躁。"多数的躁动不安、神智狂乱、动作越常之类的病证，大多与火有关。

诸暴强直，皆属于风：**暴**，突然。**强直**，肢体强直不能屈伸。风性主动，善行而数变，若外风引动内风损伤筋脉，则肢体强直不能屈伸，并且起病突然。外风与内风比较：外风发病较急，可直接影响筋脉；内风是肝阴血不足所致，发病相对较缓。多数的突然发生的肢体强直不能屈伸之类的病证，大多与风有关。

诸病有声，鼓之如鼓，皆属于热：**病**，疾病。**有声**，指有肠鸣之声。**鼓**，敲、叩击。**鼓之如鼓**，叩击患处，发出的声音如击鼓，为腹胀的表现。热性壅遏，易阻遏气机。热壅肠胃，气机阻滞则腹胀，鼓之如鼓。肠中阳气与热邪抗争，贲迫则肠鸣。多数的腹胀肠鸣、叩击如鼓之类的病证，大多与热有关。

诸病胕肿，疼酸惊骇，皆属于火：**胕**，通腐。**胕肿**，痈肿。**疼酸**，酸疼。**惊骇**，惊恐不安。火性壅遏，易灼伤气血。火邪伤于肌表，则使患处红肿溃烂、疼痛或酸楚。火邪伤及五脏（心肝），神魂被扰，则见惊骇。多数的痈肿、酸疼、惊恐不安之类的病证，大多与火有关。

诸转反戾，水液混浊，皆属于热：**转**，左右转，扭转。**反**，脊背反张，也叫角弓反张，为身体向后仰。**戾**，身体向前屈。**转反戾**，指筋脉拘挛所致身转侧、背反张、体前屈的病证。热伤少阳筋脉，筋脉失养，则身体扭转，因少阳筋脉行于两侧，若一侧受伤则扭转。热伤太阳筋脉，则脊背反张，因太阳筋脉行于背部。热伤阳明筋脉，则身体向前屈曲，因阳明筋脉行于体前。**水液**，凡指人体在生理、病理过程中产生并排出体外的液体，如汗、涕、唾、泪、涎、痰、尿、吐出液、泻下液、精液、带下等。**水液混浊**，指水液不清澈、污浊，甚至色泽有改变，变成黄色或赤色，为热邪煎熬津液所致。多数的筋脉拘挛所致的身转侧、背反张、体前屈，排出的水液混浊不清之类的病证，大多与热有关。

诸病水液，澄澈清冷，皆属于寒：本条的**诸**、**皆**，当所有讲。**澄**、**澈**，同义，水清。**清**，通清，寒。**清冷**，寒冷、寒凉不温。**澄澈清冷**，指水液清稀透明而寒冷。阴寒之邪内盛，或阳虚，水液失于温煦，水津不化，则水液清稀透明而寒凉不温。凡因病排出的水液清稀透明而寒冷之类的病证，都属于寒邪所致。

诸呕吐酸，暴注下迫，皆属于热：**呕吐酸**，呕吐酸水。**暴**，突然。**暴注**，突然剧烈的泄泻。**下迫**，里急后重。火热急迫炎上，易扰乱气机。热邪内攻，胃火上逆，则呕吐酸水。热邪下迫，使小肠不及秘别清浊，大肠传导失司，则暴泻如注。热毒蕴结肠中，则大便不爽、里急后重。多数的呕吐酸水、突然剧烈的泄泻、里急后重之类的病证，大多与热有关。

以下论探求病机的基本方法，与前面强调病机重要性的内容同样重要，不亚于病机十九条，有提示和总结作用。

故《大要》曰：谨守病机，各司其属：《大要》，古代医经，已亡佚。**谨**，谨慎、慎重。**守**，把握、审察。**谨守病机**，谨慎地把握病证的机理。**各**，分别。**司**，掌握。**其**，代表各种病证。**属**，归属、隶属，即病机。**各司其属**，分别掌握各种病证的病机归属。

有者求之，无者求之：**求**，探求。**有者**、**无者**，观点各异：①指外邪的有无。有外邪的要探求是什么邪气，无外邪的要探求内伤的原因。张介宾注：

"有者言其实，无者言其虚。求之者，求有无之本也。"本，根本，指病因。②指与病机相应症状的有无。有这个症状要探求机理，没有出现这个症状也要探求原因。可参。即审察证候，探求病因。

盛者责之，虚者责之：**盛**，邪气盛。**虚**，正气虚。**责**，追究、辨别。**责之**，辨别病证的虚实属性。对邪气盛的实证，要辨别什么邪气盛，正气虚的虚证要辨别正气为什么虚。即辨别虚实，明确病性。

必先五胜：**五**，五行。**胜**，更胜。必须首先掌握天之六气，与五脏之间五行更胜的内在联系。因前文已强调"审察病机，无失气宜"，所以要明确何气为患、何脏受病及其相互关系，进而确定病位。即整体分析，确定病位。

疏其血气，令其调达，而致和平，此之谓也：疏通其气血，使之调和畅达，恢复正常，这就是所谓病机的道理。

以上探求病机的方法，一直指导着历代医家的临床运用。后世医家刘完素的《素问玄机原病式》、张介宾的《类经》、任应秋的《病机临证分析》等医学思想的形成，无不受《内经》病机理论的影响。

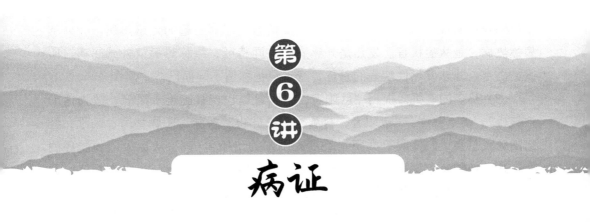

病证

素问·热论（节选）

【篇名解释】

热，热病，泛指一切外感发热性疾病。本篇是论外感热病的专篇，即论热。本篇对热病的概念、成因、主症、传变规律、治疗大法、护理、预后、禁忌等，进行了系统而全面的论述，故名篇。

一、热病的概念、病机及预后

【导读】

本段经文论述了热病的概念、病机及预后。

（1）热病的概念。指出"今夫热病者，皆伤寒之类也"。关于热病、伤寒、外感病之间称谓的关系：①外感病称伤寒，是从病因言。《黄帝内经》中常用风或寒来指代或概括六淫。中医之伤寒，范围极其广泛。广义伤寒，泛指感受四时邪气引起的外感发热性疾病，为外感热病的总称。陈修园《医学三字经》："太阳主一身之表，司寒水之经。凡病自外来者，皆谓伤寒，非寒热之寒也。"《难经》："伤寒有五，有中风，有伤寒，有湿温，有热病，有温病。"张仲景在《伤寒论》序中云："宗族素多，向余二百。建安纪年以来，犹未十稔，其死亡者，三分有二，伤寒十居其七。"所以，伤寒是包括传染病在内的所有外感疾病。本篇所论伤寒，为后世广义之伤寒，题为"热论"，内容是论伤寒，作者把热病与伤寒视作同义语。狭义伤寒，仅指感受寒邪引起的外感热病。②外感病称热病，是从症状言。发热是外感病的共同特征，故称热病或外感热病。所以，伤寒是外感发热性疾病的总称，三者只是称谓不同而已。

（2）热病的病机。提出"巨阳者，诸阳之属也，其脉连于风府，故为诸阳主气也"。杨上善注："诸阳者，督脉、阳维脉也。督脉，阳脉之海；阳维，维诸阳脉，总会风府，属于太阳。故足太阳脉为诸阳主气。"从足太阳膀胱经的特点来看：①分布广泛，整个背部，为六经之藩篱。②其脉与风府穴相连。风府，属督脉，为督脉及阳维脉之会穴。督脉，总督一身之阳气；阳维脉，维络诸阳经。足太阳经为诸条阳经的统帅，主一身之表、一身之阳气。若阳失卫外感受邪气，足太阳经首当其冲，阳与邪争则发热。若阳气旺盛，足太阳经卫外作用强则不病。因此，足太阳膀胱经在外感病发病过程中起重要作用。

（3）热病的预后。"热虽甚不死""两感于寒而病者，必不免于死"，热病的预后虽受多种因素影响，但主要取决于邪正双方力量的对比。正盛邪衰，则预后良好；正衰邪盛，表里同病则预后较差。

【原文】

黄帝问曰：今夫热病者，皆伤寒之类也。或愈或死，其死皆以六七日之间，其愈皆以十日以上者何也？不知其解，愿闻其故。岐伯对曰：巨阳者，诸阳之属也，其脉连于风府，故为诸阳主气也。人之伤于寒也，则为病热，热虽甚不死。其两感于寒而病者，必不免于死。

【解析】

今夫热病者，皆伤寒之类也。或愈或死，其死皆以六七日之间，其愈皆以十日以上者何也？不知其解，愿闻其故：现在的热病，大多属于伤寒一类的病证，有的愈，有的死，死的大都在六七日之间，愈的大都在十日以上，这是什么缘故呢？我不知道该怎样解释，很想知道其中的道理。**今夫热病者，皆伤寒之类也**，明确了热病的概念，即一切外感发热性疾病，都属于伤寒的范畴。

岐伯对曰：巨阳者，诸阳之属也，其脉连于风府，故为诸阳主气也：巨阳，太阳，指足太阳膀胱经。**属**，统率、聚会之意。**诸阳**，指督脉和阳维脉。**风府**，督脉经穴，为督脉、阳维脉之会穴。督脉为阳脉之海，总督一身之阳气，阳维脉维系三阳经。足太阳经是诸条阳经的统帅，因足太阳经上连于风府，与督脉、阳维脉的会穴风府关系密切，故主一身之阳气。此句明确了外感热病的病机，也是对足太阳经脉在外感病发病地位和作用的概括。

人之伤于寒也，则为病热，热虽甚不死。其两感于寒而病者，必不免于死：此论发热的机理及预后。**寒**，作广义之寒解，指四时邪气、六淫邪气。人被四时邪气侵袭，就会引起发热性疾病。感受四时邪气，卫阳郁遏，正邪交争则发热。若正气不足，卫阳虚衰，无力抗邪则不发热。所以，外感病的发热是邪正交争，正气不衰的表现。**热虽甚不死**，外邪虽盛，但正气不衰，邪有出路，所以发热虽然较甚，但预后较好，说明邪盛正强。**两感**，表里两经同时受邪而发病，如太阳与少阴、阳明与太阴、少阳与厥阴两感。如果表里两经同时受邪而发病，就有死亡的危险。**必不免于死**，表里同病，病邪内传，脏腑皆伤，所以预后较差，说明邪盛正虚。外感病的预后是一个复杂问题，取决于病位、受邪轻重、病邪性质、体质因素等，邪正双方力量的对比，"死"与"不死"，对衡量疾病的严重程度和判断预后有一定参考价值。

本段经文为全篇的总纲，提出了外感热病的概念、病机和预后。

二、不两感于寒的外感热病

【导读】

本段经文论述了"不两感于寒"之外感热病的六经分证特点、传变自愈规律、治疗及预后禁忌。

（1）热病的六经分证特点。本篇外感热病的证候是通过大量临床实践总结而来，其主要表现与经络关系密切，并以六经对外感热病的证候加以归纳与分析。《伤寒论》受此篇影响，在其六经分证思维方式的基础上，将六经病证由经脉联系到脏腑，进而创立了六经辨证纲领。姚止庵注："仲景作伤寒论，为万世汤液之祖，而其源实本于此篇。"

（2）热病的传变和自愈规律。热病的传变，有内传和不内传的区别。①内传规律：由表入里，由阳经入阴经。内传的顺序始于太阳经，依次传入阳明经、少阳经、太阴经、少阴经、厥阴经。②不内传转愈的规律：邪不内传，各经缓解时间，大约是在受病后的第七天。受此启发，《伤寒论》在六经单传基础上，提出了越经、直中、合病、并病等多种传变形式，丰富了外感热病复杂多变的传化规律。

（3）热病的治疗。治疗原则为"治之各通其脏脉"，即分别疏通病变所属脏腑之经脉。治疗方法依据"未满三日""满三日"，判断邪在三阳之表或入三阴之里，而有汗、泄不同的针刺方法。在此基础上，《伤寒论》根据外感病表、里、寒、热、虚、实的性质和特点，提出了汗、吐、下、和、温、清、补、消八法，并将针刺泄法发展为泄热、攻下、逐瘀、利尿等祛邪之法，补充了热病较为单一的治法。

(4) 热病的预后禁忌。热病余热未尽，多食肉或谷类，余热与谷食之热相薄，使热病复发，病程延长。张介宾注："凡病后脾胃气虚，未能消化饮食，故于肉食之类皆当从缓，若犯食复，为害非浅。"《伤寒论》在食复基础上提出"劳复"："大病瘥(chài)后劳复者，枳实栀子豉汤主之""伤寒瘥以后，更发热，小柴胡汤主之。脉浮者，以汗解之；脉沉实者，以下解之"，此是对"视其虚实，调其逆从"治遗原则的补充和运用。

【原文】

帝曰：愿闻其状。岐伯曰：伤寒一日，巨阳受之，故头项痛，腰脊强。二日，阳明受之，阳明主肉，其脉挟鼻络于目，故身热，目疼而鼻干，不得卧也。三日，少阳受之，少阳主胆，其脉循胁络于耳，故胸胁痛而耳聋。三阳经络皆受其病，而未入于脏者，故可汗而已。四日，太阴受之，太阴脉布胃中，络于嗌，故腹满而嗌干。五日，少阴受之，少阴脉贯肾络于肺，系舌本，故口燥舌干而渴。六日，厥阴受之，厥阴脉循阴器而络于肝，故烦满而囊缩。三阴三阳，五脏六腑皆受病，荣卫不行，五脏不通则死矣。

其不两感于寒者，七日，巨阳病衰，头痛少愈。八日，阳明病衰，身热少愈。九日，少阳病衰，耳聋微闻。十日，太阴病衰，腹减如故，则思饮食。十一日，少阴病衰，渴止不满，舌干已而嚏。十二日，厥阴病衰，囊纵，少腹微下，大气皆去，病日已矣。

帝曰：治之奈何？岐伯曰：治之各通其脏脉，病日衰已矣。其未满三日者，可汗而已；其满三日者，可泄而已。

帝曰：热病已愈，时有所遗者，何也？岐伯曰：诸遗者，热甚而强食之，故有所遗也。若此者，皆病已衰，而热有所藏，因其谷气相薄，两热相合，故有所遗也。帝曰：善。治遗奈何？岐伯曰：视其虚实，调其逆从，可使必已矣。帝曰：病热当何禁之？岐伯曰：病热少愈，食肉则复，多食则遗，此其禁也。

【解析】

帝曰：愿闻其状。岐伯曰：伤寒一日，巨阳受之，故头项痛，腰脊强：很想听听伤于外邪所致的症状。**一日**，与下文二日、三日、四日、五日、六日，指外感热病传变的次序及发展阶段，可不局限于具体日数。高世栻注："一日受二日受者，乃循次言之，非一定不移之日期也。会悟圣经，当勿以辞害意。"**伤寒一日**，可看作伤寒之始。**巨阳受之**，感受外邪，太阳经最先受之，因太阳主一身之表。**头项痛，腰脊强**，足太阳经脉上额、交巅、下项、夹脊抵腰中。太阳受邪，经脉所过之处出现异常，故头项痛、腰脊强。此处经文未言发热、恶寒，当是省文。从"人之伤于寒也，则为病热""热虽甚不死"可以证明，以下各经均应有发热症状。此条缺恶寒同样是省文，有一分恶寒便有一分表证。恶寒、发热是外感病必见之证，应同时并见。

二日，阳明受之，阳明主肉，其脉挟鼻络于目，故身热，目疼而鼻干，不得卧也：二日，阳明受之，阳明主肉，其脉夹鼻络于目，故身热，目疼而鼻干，不得卧也。第二阶段，阳明经受病，阳明主肌肉，其经脉夹鼻而络于目，故见身热、目疼、鼻干、不能安卧等症状。**身热**，身体发热，较发热为甚。阳明主肌肉，热深于肌肉，故发热按之烫手，越按越烫。张介宾注："伤寒多发热，而独此云身热者，盖阳明主肌肉，身热尤甚也。"阳明经为多气多血之经，又系燥热之地，邪至阳明则化为燥热，发热由太阳受邪时的恶寒发热，转为阳明经的通身大热。**不得卧**，由身热、阳明气血躁动导致的辗转不安。另，阳明受邪，经气壅滞，影响及脐，胃不和则卧不安。

三日，少阳受之，少阳主胆，其脉循胁络于耳，故胸胁痛而耳聋。三阳经络皆受其病，而未入于脏者，故可汗而已：第三阶段，邪气传入少阳。**胆**，《甲乙经》《太素》均作骨，《灵枢·经脉》"胆足少阳之脉……是主骨所生病者"可证。上文云阳明主肉，故此句当为少阳主骨。肝胆相表里，肝主筋，筋会于骨，故少阳主骨。少阳经脉循于两胁，上络于耳，邪气循经上犯，所以有胸胁痛、耳聋症状。**未入于脏**，指邪犹在三阳之表，未入三阴之里。人体的经脉，阳经属腑，阴经连脏。三阳经都已受邪，但邪未入于脏，未及三阴之里，仍在三阳之表，**故可汗而已**。

四日，太阴受之，太阴脉布胃中，络于嗌，故腹满而嗌干：第四个阶段，邪气传入太阴。**嗌**，咽。足太阴（脾）经脉布于胃中，上络于咽，所以腹部胀满、咽喉干燥。

五日，少阴受之，少阴脉贯肾络于肺，系舌本，故口燥舌干而渴：第五个阶段，邪入少阴，足少阴（肾）经脉连贯于肾，络于肺，上连舌根，所以口燥舌干而渴。肾经系舌本，肾脏主五液。邪热在经，耗伤津液，故口燥舌干而渴。

六日，厥阴受之，厥阴脉循阴器而络于肝，故烦满而囊缩：第六个阶段，邪入厥阴经。**满**，通懑，烦闷。**囊缩**，阴囊收缩，有医家认为在女子则少腹拘急。足厥阴（肝）经脉绕阴器，抵少腹，夹胃属肝络胆，肝为风木之脏，性喜条达，故厥阴受病烦闷而囊缩。

三阴三阳，五脏六腑皆受病，荣卫不行，五脏不通则死矣：此句有不同注释。①属"不两感于寒者"。由于病邪深重，可致正气衰竭而死亡。张介宾注："伤寒邪在经络，本为表证，经尽气复，自当渐解；若六经传遍而邪不退，则深入于腑，腑不退则深至于脏，故五脏六腑皆受病矣。邪盛于外，则营卫不行，气竭于内，则五脏不通，故六七日间致死也。"②属"两感于寒者"。故死。如《伤寒例》认为此二十二字，属于后文"两感"之下。可互参。如果病邪充斥内外，传遍三阴三阳，五脏六腑都受病邪侵袭，外使营卫不能运行，内使五脏之气闭阻不通，就可导致死亡。无论是"不两感于寒者"还是"两感于寒者"都是预后不良的危候。

以上论热病的一般传变规律，即由表入里、由阳转阴，以下论转愈规律（自愈规律）。

其不两感于寒者，七日，巨阳病衰，头痛少愈：**不两感于寒**，指表里两经不同时受邪，为热病中病情比较简单、发病比较典型的一类病证。第七天，太阳病逐渐减轻，头痛稍有好转。七日，与下文八日、九日、十日、十一日、十二日，均指热病过程中，正气恢复，邪气渐退，病情自愈的时间概数。自愈时间的长短，决定于邪正双方力量的对比，所以不必拘于自愈的天数。临床有患者感冒一两天症状即减轻或不治自愈，有的则很快由表入里。

八日，阳明病衰，身热少愈：阳明在第二位受病，在第二位稍愈。**身热少愈**，因身热甚是阳明病的特点，所以其余各经少愈症状，均指该经特有症状，仅是举例而言。

九日，少阳病衰，耳聋微闻：第九日，少阳病减轻，听觉稍有恢复。

十日，太阴病衰，腹减如故，则思饮食：第十日，太阴病稍愈，运化之力渐复，故腹胀减轻，恢复正常，思饮食。上文"太阴受之"之下，未言"不思饮食"，必是省文。

十一日，少阴病衰，渴止不满，舌干已而嚏：不满，①《甲乙经》《伤寒例》无二字，上文少阴经病无腹满，故为衍文。②观后文"两感条"下，巨阳与少阴俱病有烦满，故前文应缺"烦满"二字。少阴受病，心肾水火不相既济，故烦满。可互参。少阴病稍愈，心肾水火既济，故渴止、不烦闷、舌干已。嚏，大病得嚏，是将愈之兆，为热退或阳气来复的表现。因为少阴有寒证、热证之别。少阴热证将愈，则火热虽退，余热尚留，故鼻痒而嚏；若少阴寒证，则阴寒初退，阳气来复，故也得嚏。第十一日，少阴病减轻，口不再渴，舌已不干，不烦闷，而且打喷嚏。

十二日，厥阴病衰，囊纵，少腹微下，大气皆去，病日已矣：囊纵，少腹微下，阴囊收缩与少腹拘急症状渐见舒缓。**大气**，大邪之气，即邪气。第十二日，厥阴病衰，阴囊收缩与少腹拘急症状渐缓，邪气消退，疾病日渐痊愈。

以下论热病的治疗。

帝曰：治之奈何？岐伯曰：治之各通其脏脉，病日衰已矣：如何治疗呢？**通**，疏通、通利。用针刺的方法疏通。**脏脉**，十二经脉、脏腑所属之经脉。**各通其脏脉**，随经分而治之。病在哪一经，就疏通哪一经的经气。治疗原则为分别疏通病变所属脏腑之经脉，病就会日渐衰退而愈。

其未满三日者，可汗而已；其满三日者，可泄而已：未满三日，邪在三阳之表。**满三日**，邪已入三阴之里。**三日**，并非固定日数，不可拘泥。**汗**，发汗法。**泄**，泄热法。邪在三阳之表，用汗法；邪已入三阴之里，用泄法。《内经》治疗热病，主要用针刺方法发汗解表和清泄里热。张琦注："泄谓泄越其热，非攻下之谓也。"用针刺的方法泄越其热，可在金津、玉液（经外奇穴）放血，或针刺大椎（督脉）、合谷（手阳明经原穴）、曲池（手阳明经合穴）等，具体运用汗、泄针刺疗法时，应视病情而定。张志聪注："伤寒有病传者，有不传者，有八九日仍在表阳而当汗者，有二三日邪中于里阴而当急下者，此又不在阴阳六气之常法也。"

以下论热病的预后禁忌。

热病已愈，时有所遗者，何也？：遗，余，指病邪遗留，迁延不愈。热病已近痊愈，有时还有余热稽留不去，这是为什么？

诸遗者，热甚而强食之，故有所遗也：热甚，指病已衰而余热尚未尽除，即下文"病已衰，而热有所藏"的余热之邪。余热稽留的原因，是余热尚未尽除，勉强多进食所致。

若此者，皆病已衰，而热有所藏，因其谷气相薄，两热相合，故有所遗也：薄，通迫。**相薄**，相互搏结。像这种情况，都是病邪已衰，但余热藏于体内，余热与谷食之热相搏，两热相合，所以余热稽留不退。

帝曰：善。治遗奈何？岐伯曰：视其虚实，调其逆从，可使必已矣：怎样治疗遗热不退呢？**逆从**，偏义副词，偏于逆，反常的意思。观察热遗病变的虚实，调治其异常，就一定能痊愈。虚则补之，实则泻之。临床上热遗实证有热结和食积之分，治疗也有辛开苦降、健脾消食的不同。

帝曰：病热当何禁之？岐伯曰：病热少愈，食肉则复，多食则遗，此其禁也。 **禁**，禁忌。热病应禁忌什么食物呢？**复**，病愈而复发。**食肉**，食肥甘厚味。**多食**，多食谷类食物，指前文"热甚而强食之"而言。热病之后，脾胃气虚，运化力弱，食肉则不化，多食则谷气残留，谷食之热与余热相互搏结，就会病遗食复。但同时应当权衡利弊，注意适当食补，使营养均衡，以满足机体功能的恢复。热病刚有好转，就吃肉类食物，可使疾病复发；如果勉强多食谷类食物，可使余热稽留不退，这就是热病的禁忌。

三、两感于寒的外感热病

【导读】

本段经文对两感于寒的外感热病、温病与暑病的区别、暑病的治疗进行了论述。

（1）两感于寒的外感热病：属外感热病中的特殊类型，为表里两经同时受邪。临床多表现为表里两经所过部位的症状，但又不是表里两经症状的简单相加。因病情发展不同于一般的外感热病，故预后较差，"水浆不入，不知人，六日死"。

（2）温病与暑病的区别："凡病伤寒而成温者，先夏至日者为病温，后夏至日者为病暑。"对此有不同观点：①寒邪发病观。冬日感寒，伏而后发，到了春季和夏至之前则发为温病；夏至之后和秋季之间则发为暑病。②四时邪气发病观。冬日感寒，则发为伤寒（狭义）；春日感温（夏至前），则发为温病；夏日感暑（夏至后），则发为暑病。可见外感热病的发病，有一定的季节性。以发热轻重而言，温病发热较轻，暑病发热较重。

（3）暑病的治疗："暑当与汗皆出，勿止。"暑病独见于夏日，有明显的季节性。夏日气候炎热，汗孔张开出汗排热，以适应环境变化。《灵枢·五癃津液别》："天暑衣厚则腠理开，故汗出。"暑热汗出为生理现象，若感受暑邪，暑热迫津外泄则汗大出，而汗出有利于暑热之邪外出。故暑病治疗不能见汗止汗，应清暑或佐以益气，如清暑益气汤。若误用止汗收敛之法，必致暑热内闭，闭门留寇，暑热内陷心包，造成危急证候。

【原文】

　　帝曰：其病两感于寒者，其脉应与其病形何如？岐伯曰：两感于寒者，病一日，则巨阳与少阴俱病，则头痛口干而烦满。二日，则阳明与太阴俱病，则腹满身热，不欲食，谵言。三日，则少阳与厥阴俱病，则耳聋囊缩而厥，水浆不入，不知人，六日死。帝曰：五脏已伤，六腑不通，荣卫不行，如是之后，三日乃死，何也？岐伯曰：阳明者，十二经脉之长也，其血气盛，故不知人，三日其气乃尽，故死矣。

　　凡病伤寒而成温者，先夏至日者为病温，后夏至日者为病暑，暑当与汗皆出，勿止。

【解析】

　　帝曰：其病两感于寒者，其脉应与其病形何如？：两感于寒者，表里两经同时受邪。**病形**，疾病的症状与体征。对于表里两经同时受邪，所病经脉和相应的病变表现是怎样的呢？

　　岐伯曰：两感于寒者，病一日，则巨阳与少阴俱病，则头痛口干而烦满：两感于寒的外感热病，疾病初起即见太阳与少阴同病，因太阳与少阴为表里。**头痛**，为太阳经病证。**口干而烦满**，为少阴经病证。

　　二日，则阳明与太阴俱病，则腹满身热，不欲食，谵言：腹满、不欲食，脾经运化失司所致。**身热**，阳明经病变。**谵言**，谵语，表现为妄言乱语，为外感病高热，阳明邪热上扰心神所致。

　　三日，则少阳与厥阴俱病，则耳聋囊缩而厥，水浆不入，不知人，六日死：**耳聋**，少阳经病变。**囊缩而厥**，厥阴经病变。**厥**，四肢逆冷。病在厥阴，阴阳逆乱所致。**水浆不入**，胃气虚衰，后天之本将竭。**不知人**，神气将亡。**水浆不入、不知人**，均属危症，预后不好。如小儿高热、惊厥、抽搐、不知人，如果不及时治疗，可危及生命。**六日死**，三日六经传变，待阳明气血耗尽，再过三日而死，总计六日。张志聪引倪（ní）冲之注："伤寒重在胃气神气，胃气已绝，则水浆不入，邪伤神脏，则昏不知人，即病在三阳，亦系危证。如两感于寒，而胃气尚存，神气清爽者，即不至于死也。"

　　帝曰：五脏已伤，六腑不通，荣卫不行，如是之后，三日乃死，何也？：三天六经传遍，五脏已伤，六腑不通，营卫之气不能正常运行，为什么还能再活三天才死呢？

　　岐伯曰：阳明者，十二经脉之长也，其血气盛，故不知人，三日其气乃

尽，故死矣：阳明为后天之本，气血生化之源，阳明为多气多血之经，十二经脉皆赖阳明以滋养，故阳明为十二经脉之长。《素问·五脏别论》："胃者，水谷之海，六腑之大源也。五味入口，藏于胃，以养五脏气。"因阳明经气血旺盛，虽然水浆不入、不知人，仍可在三日后，阳明经气血耗尽、胃气绝后才死亡。提示胃气在外感热病预后中的重要作用，《伤寒论》受此影响，处处贯穿着保胃气存津液的思想。

以下论温病与暑病的区别。

凡病伤寒而成温者，先夏至日者为病温，后夏至日者为病暑，暑当与汗皆出，勿止：凡感受外邪而成温热病的，夏至前发病为温病，夏至后（大、小暑之间）发病为暑病。暑邪应随汗外泄，故不可止汗。

素问·咳论（节选）

【篇名解释】

本篇主要论述咳的病因病机、辨证分类、传变规律及针刺治疗原则，是《内经》论咳的专篇，故名篇。

一、咳的病因、病机

【导读】

本段经文对咳的病因、病机进行了阐述，并从整体发病观的高度提出"五脏六腑皆令人咳，非独肺也"。

（1）咳的病因病机

①咳的病因：有外感寒邪、内伤生冷两方面。后世在此基础上，将咳嗽分为外感咳嗽、内伤咳嗽两大类。外感咳的病因虽有风、寒、湿、燥、热的不同，"五脏各以其时受病"，却以寒邪为主；内伤咳的病因虽有饮食不节、情志劳倦、脏器亏虚等因素，却以寒饮食最为重要。②咳的发病机理。a."外内合邪"感寒是咳发病的关键。寒邪外袭，由皮毛内合于肺，寒饮食入胃沿肺脉上至于肺，内外寒邪相合犯肺，肺失宣降而咳。b."五脏各以其时受病"是四时

五脏咳整体发病观的体现。五脏分别在其所主时令受邪，并传与肺脏。关于咳的发病机理，《灵枢·邪气脏腑病形》："形寒寒饮则伤肺，以其两寒相感，中外皆伤，故气逆而上行。"

（2）"五脏六腑皆令人咳，非独肺也"。咳的病位虽然在肺，但人是一个有机整体，脏腑之间相互联系，五脏六腑的病变均可影响于肺而为咳。陈修园《医学三字经》注："咳嗽不止于肺，而亦不离于肺。"临证之时，既要注重咳的主症，更要注重咳的兼症，不能见咳只知治咳，而应求本施治。如脾虚生痰，痰饮内停，上渍于肺形成的咳，为母病及子；肝气郁滞化火，木火上炎，肝火犯肺所致的咳，为木火刑金；肾阴不足，或阴虚火旺，金水不得相生，引起肺肾阴虚的咳，为子盗母气等，应根据脏腑辨证，施以培土生金、佐金平木、金水相生等法。

【原文】

黄帝问曰：肺之令人咳，何也？岐伯对曰：**五脏六腑皆令人咳，非独肺也**。帝曰：愿闻其状。岐伯曰：**皮毛者，肺之合也，皮毛先受邪气，邪气以从其合也**。**其寒饮食入胃，从肺脉上至于肺，则肺寒，肺寒则外内合邪，因而客之，则为肺咳**。五脏各以其时受病，非其时，各传以与之。人与天地相参，故五脏各以治时，感于寒则受病，微则为咳，甚则为泄、为痛。乘秋则肺先受邪，乘春则肝先受之，乘夏则心先受之，乘至阴则脾先受之，乘冬则肾先受之。

【解析】

黄帝问曰：肺之令人咳，何也？岐伯对曰：五脏六腑皆令人咳，非独肺也：肺的病变能使人咳嗽，是什么原因？咳虽出于肺，但五脏六腑的病变，都可影响肺而致咳，不是只有肺的病变。

帝曰：愿闻其状：想听一听五脏六腑使人咳的情况。

岐伯曰：皮毛者，肺之合也，皮毛先受邪气，邪气以从其合也：皮毛与肺相合，皮毛先感受邪气，并影响与其相合的肺脏。

其寒饮食入胃，从肺脉上至于肺，则肺寒，肺寒则外内合邪，因而客之，则为肺咳：手太阴肺经起于中焦，还循胃口，上膈属肺，故寒饮食入胃，寒邪沿肺经上犯于肺，则肺寒，寒邪自外客入相合的肺脏，外内两寒相合，侵袭肺脏，肺气上逆而咳（图6-1）。

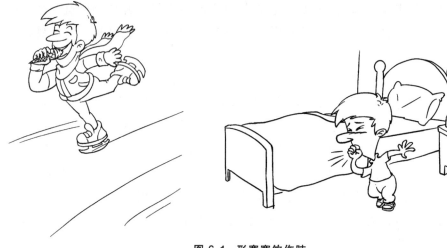

图 6-1 形寒寒饮伤肺

五脏各以其时受病，非其时，各传以与之：**其时**，五脏所主的时令，如肝主春、心主夏、脾主长夏、肺主秋、肾主冬。**非其时**，非肺所主的秋季。五脏分别在其所主时令感邪而致咳，即非肺所主的秋季，是五脏受邪分别传于肺所致。

人与天地相参，故五脏各以治时，感于寒则受病，微则为咳，甚则为泄、为痛：**治**，主也。**治时**，五脏所主的时令。人与自然相通应，所以五脏各在其所主的时令，感受寒邪而致病。**微、甚**，指寒邪的强弱。感寒较微时，只伤及皮毛，影响与之相合的肺脏出现咳嗽。感寒较甚时，寒邪移于大肠，因肺与大肠相表里，除咳外可见泄泻或腹痛。张介宾注："邪微者浅而在表，故为咳。甚者深而入里，故为泄为痛。"咳为肺的症状，泄与痛为五脏六腑受邪的兼见症状，表明病情有所发展。

乘秋则肺先受邪，乘春则肝先受之，乘夏则心先受之，乘至阴则脾先受之，乘冬则肾先受之：**乘**，趁也。**先受之**，主令之脏先感受时邪，再通过经络传于肺。在秋季则肺先感受燥邪，在春季则肝先感受风邪，在夏季则心先感受暑热之邪，在长夏季节则脾先感受湿邪，在冬季则肾先感受寒邪。

二、咳的脏腑辨证及治疗

【导读】

在篇首"五脏六腑皆令人咳"观点的基础上，进一步从脏腑功能和经脉循行角度，阐述了脏腑咳的辨证要点，指出了咳与肺胃之间的关系，以及咳的传变和治疗。

(1) 咳与肺胃的关系。虽"五脏六腑皆令人咳",但以肺胃关系最为密切。肺与咳的关系毋庸置疑,胃与咳的关系:①肺脉与胃相关。前文咳的病机已有所论及,"其寒饮食入胃,从肺脉上至于肺,则肺寒",因肺脉起于中焦,还循胃口,上膈属肺,故寒饮食入胃,沿肺脉上至于肺。②肺胃生理特性相同。"此皆聚于胃,关于肺",既是对脏腑咳的总结,也是对咳病机的高度概括,明确提出咳与肺胃关系密切。肺胃均喜润恶燥、主降。胃为五脏六腑之海,脾胃为后天之本、气血生化之源,而且脏腑咳最终常会影响脾胃。若脾胃运化失司,或使气血化生不足,土不生金;或使营卫亏虚,卫外作用减弱,皮毛易受邪侵,内舍于肺;或使水津失运,停聚化生痰饮,胃气上逆于肺使咳加剧。张介宾注:"诸咳皆聚于胃,关于肺者,以胃为五脏六腑之本,肺为皮毛之合,如上文所云皮毛先受邪气及寒饮食入胃者,皆肺胃之候也。"

(2) 咳的传变。"五脏之久咳,乃移于六腑。"从脏腑咳的临床表现看,五脏咳是咳的初期阶段,以各脏经脉失常,经气逆乱为主要机理。五脏咳的兼症与经脉循行部位有关,如咳则"两胁下痛"、咳则"腰背相引而痛"等;六腑咳是咳久不愈,影响气机运行和气化活动所致,是病情的进一步发展,如"咳而呕"之气机上逆的症状,"咳而遗矢""咳而失气""咳而遗溺"等气虚下陷、不能收摄的表现。所以,脏腑咳的传变规律为表里相传,由脏及腑,脏腑同病,病情由轻到重。

【原文】

帝曰:何以异之?岐伯曰:肺咳之状,咳而喘息有音,甚则唾血。心咳之状,咳则心痛,喉中介介如梗状,甚则咽肿喉痹。肝咳之状,咳则两胁下痛,甚则不可以转,转则两胠下满。脾咳之状,咳则右胁下痛,阴阴引肩背,甚则不可以动,动则咳剧。肾咳之状,咳则腰背相引而痛,甚则咳涎。

帝曰:六腑之咳奈何?安所受病?岐伯曰:五脏之久咳,乃移于六腑。脾咳不已,则胃受之,胃咳之状,咳而呕,呕甚则长虫出。肝咳不已,则胆受之,胆咳之状,咳呕胆汁。肺咳不已,则大肠受之,大肠咳状,咳而遗失。心咳不已,则小肠受之,小肠咳状,咳而失气,气与咳俱失。肾咳不已,则膀胱受之,膀胱咳状,咳而遗溺。久咳不已,则三焦受之,三焦咳状,咳而腹满,不欲食饮。此皆聚于胃,关于肺,使人多涕唾,而面浮肿气逆也。

帝曰:治之奈何?岐伯曰:治脏者治其俞,治腑者治其合,浮肿者治其经。帝曰:善。

【解析】

帝曰：何以异之？：异，区分。如何区别五脏咳？

以下论五脏咳的辨证要点。

岐伯曰：肺咳之状，咳而喘息有音，甚则唾血：有音，指喉间有痰鸣音。唾血，咯（kǎ）血，咳甚伤及肺络所致。肺咳的症状，咳嗽伴有哮喘和痰鸣音，甚至咯血。

心咳之状，咳则心痛，喉中介介如梗状，甚则咽肿喉痹：喉中介介如梗状，形容咽部如有物梗塞。心脉起于心中，夹咽系喉，复从心系上肺，故心咳之状则见心痛，咽部如有物梗塞。心火上炎则咽肿、喉痹。

肝咳之状，咳则两胁下痛，甚则不可以转，转则两胠下满：胠，音qū，腋下胁肋部。肝脉过膈布两胁。肝邪乘肺，故咳则两胁下痛，甚则不能转侧，两胁下胀满。

脾咳之状，咳则右胁下痛，阴阴引肩背，甚则不可以动，动则咳剧：阴阴，隐隐疼痛。肩背为胸中之府，肺居其中，其气肃降于右。若脾病及肺，故咳则右胁下疼痛，牵引肩背隐隐作痛。严重时肢体不能活动，因脾主肌肉四肢，动则咳嗽加剧。

肾咳之状，咳则腰背相引而痛，甚则咳涎：咳涎，咳吐稀痰涎沫。肾脉贯脊系于腰背，其直入肺中，故肾咳则腰背相引而痛。肾为水脏，主涎饮。久咳肾虚，水气上逆则咳而痰涎出。

以下论六腑咳的辨证要点。

帝曰：六腑之咳奈何？安所受病？：六腑咳的症状如何？是从哪里传来的病呢？

岐伯曰：五脏之久咳，乃移于六腑：移，转移、传变。五脏咳嗽日久不愈，可传给相合之腑。

脾咳不已，则胃受之，胃咳之状，咳而呕，呕甚则长虫出：长虫，蛔虫。脾咳不愈，则传给胃，因脾胃相表里。胃咳的症状，咳嗽而呕吐，严重时可呕吐蛔虫。为胃气上逆所致。

肝咳不已，则胆受之，胆咳之状，咳呕胆汁：呕胆汁，呕吐苦水。肝咳不愈，则传给胆，胆咳的症状，咳嗽而呕吐苦水。为胆气上逆所致。

肺咳不已，则大肠受之，大肠咳状，咳而遗失：遗失，《甲乙经》《太素》

均作遗矢。矢，通屎。遗矢，即大便失禁。肺咳不愈，则传给大肠，大肠咳的症状，咳而大便遗出。为大肠传导功能失职，不能固摄所致。

心咳不已，则小肠受之，小肠咳状，咳而失气，气与咳俱失：失气，矢气、排气。心咳不愈，则传给小肠，小肠咳的症状，咳嗽伴有矢气。咳嗽与矢气同见，为气虚不禁之象。

肾咳不已，则膀胱受之，膀胱咳状，咳而遗溺：肾咳不愈，则传给膀胱，膀胱咳的症状，膀胱失约，咳而遗尿。为膀胱气化不利所致。

久咳不已，则三焦受之，三焦咳状，咳而腹满，不欲食饮：久咳不已，泛指以上的脏腑咳。**咳、腹满、不欲食饮**，是上、中、下三焦功能失常的表现。三焦总司一身气化，若久咳不已，三焦传遍，气壅闭不行，则有咳、腹满、不欲食饮等症状。姚止庵注："此总论久咳之为害也。咳久则病不止于一脏一腑而无所不病矣。故久咳不已，则三焦受之。"

此皆聚于胃，关于肺：此，指上文脏腑咳。**胃**，代指中焦脾胃。**关于肺**，指痰饮上犯于肺，使咳加剧。因脏腑咳最终常会影响脾胃，使运化失常，化生痰饮，聚于胃中的痰饮，上犯于肺则咳甚。此句是对脏腑咳的总结，也是对咳病机的高度概括，强调了咳与肺胃关系密切，为后世"脾为生痰之源，肺为贮痰之器"的理论渊源，为培土生金法治咳奠定了基础。

使人多涕唾，而面浮肿气逆也：承上文脏腑咳皆关于肺胃而言。**涕唾**，指如涕唾的痰涎，因《内经》无"痰"字。阳明之脉起于鼻，会于面，出于口，故阳明经病**使人多涕唾而面浮肿**。肺主气为脏腑之盖，肺失宣降，故气逆喘咳。

以下论治咳的针刺原则。

帝曰：治之奈何？岐伯曰：治脏者治其俞，治腑者治其合，浮肿者治其经。帝曰：善：怎样治疗呢？**俞、合、经**，指五输穴中的输穴、合穴、经穴，均为气血流经旺盛之处，是十二经脉分布在四肢肘膝关节以下的一些特定穴。《灵枢·九针十二原》："所出为井，所溜为荥，所注为腧，所行为经，所入为合。"腧，此指输穴。经气自四肢末端向心性汇聚，由小变大、由浅入深。三穴部位不同，主治功能各异。《难经》："俞主体重节痛，经主喘咳寒热，合主逆气而泄。"俞，指输穴。治五脏咳，宜针刺五脏的输穴；治六腑咳，宜针刺六腑的合穴；对脏腑久咳兼有浮肿，宜分别针刺脏腑的经穴。

素问·痹论（节选）

【篇名解释】

痹，闭也，此指经络阻滞、营卫凝涩、脏腑气血运行不畅而导致的疾病。本篇对痹的病因病机、分类、治疗、预后等，进行了较为系统的论述，故名篇。

一、痹的病因病机和分类

【导读】

本篇和《灵枢·周痹》为论痹专篇，另有四十余篇涉及痹的内容，以痹命名的病证有五十余种。《黄帝内经》所论之痹含义有五：①病在阴分的总称。《灵枢·寿夭刚柔》："病在阳者命曰风，病在阴者命曰痹。"②病机：闭阻、壅滞、不通的病机。如本篇的五脏痹，《金匮要略》中的胸痹。丹波元简："经中痹有四义……此他总不离乎闭塞之义，学者宜细玩焉。"③症状：肌肤麻木不仁的症状。如本篇《素问·痹论》："痹，不痛不仁者。"④病名：如本篇行痹、痛痹、著痹、五脏痹、五体痹等，《金匮要略》中的胸痹、血痹等。病名的"痹"以病机的"痹"为基础，两者密切相关。⑤病证：皮肉筋脉骨节疼痛麻木、屈伸不利的病证。如本篇的行痹、痛痹、著痹、五体痹等。

另外，经文对痹的病因病机及分类有所阐述。痹由风寒湿三气夹杂侵袭人体，使脏腑经络闭阻，营卫气血凝涩所致。

(1) 痹的病因

① 外感致病因素。风寒湿三气杂合的复合致病因素，具有相兼致病的特点，决定了病情的复杂性和治疗的难易程度。

② 内伤致病因素。比如情志、饮食、劳倦、营卫失调（参见后文），使五脏精气亏损、六腑失和，进而导致脏腑痹。说明五体痹和脏腑痹可由外感、内伤所导致，突出了内因、外因并重的整体发病学观点。

(2) 痹的病机

① 五体痹日久不愈，复感痹邪内传五脏；五脏功能失调，痹邪乘虚而入。

② 六腑痹多为饮食不节，肠胃先伤，痹邪内传于腑；痹邪循俞而入直传

于腑。

(3) 痹的分类

① 按病邪性质，分为行痹、痛痹、著痹，后世分别称为风痹、寒痹、湿痹。

② 按病变部位，分为五体痹、五脏痹、六腑痹。

【原文】

黄帝问曰：痹之安生？岐伯对曰：风寒湿三气杂至合而为痹也。其风气胜者为行痹，寒气胜者为痛痹，湿气胜者为著痹也。

帝曰：其有五者何也？岐伯曰：以冬遇此者为骨痹，以春遇此者为筋痹，以夏遇此者为脉痹，以至阴遇此者为肌痹，以秋遇此者为皮痹。

帝曰：内舍五脏六腑，何气使然？岐伯曰：五脏皆有合，病久而不去者，内舍于其合也。故骨痹不已，复感于邪，内舍于肾；筋痹不已，复感于邪，内舍于肝；脉痹不已，复感于邪，内舍于心；肌痹不已，复感于邪，内舍于脾；皮痹不已，复感于邪，内舍于肺。所谓痹者，各以其时重感于风寒湿之气也。

凡痹之客五脏者，肺痹者，烦满喘而呕；心痹者，脉不通，烦则心下鼓，暴上气而喘，嗌干，善噫，厥气上则恐；肝痹者，夜卧则惊，多饮数小便，上为引如怀；肾痹者，善胀，尻以代踵，脊以代头；脾痹者，四肢解堕，发咳呕汁，上为大塞。肠痹者，数饮而出不得，中气喘争，时发飧泄。胞痹者，少腹膀胱按之内痛，若沃以汤，涩于小便，上为清涕。

阴气者，静则神藏，躁则消亡。饮食自倍，肠胃乃伤。淫气喘息，痹聚在肺；淫气忧思，痹聚在心；淫气遗溺，痹聚在肾；淫气乏竭，痹聚在肝；淫气肌绝，痹聚在脾。

【解析】

黄帝问曰：痹之安生？：痹是怎么产生的？

岐伯对曰：风寒湿三气杂至合而为痹也：杂、合，混杂、混合。至，侵袭。风寒湿三种邪气杂合而侵袭人体，产生痹证。此为痹形成的外因。

其风气胜者为行痹，寒气胜者为痛痹，湿气胜者为著痹也：风气胜、寒气胜、湿气胜，此是从病因角度对痹进行分类。痹虽因三气杂合侵袭人体而成，但三气并非等量侵入，而是根据体质、时令、邪气的不同而各有偏胜。**行痹**，以肢节酸痛、痛无定处为特点，也称风痹。风为阳邪，其性善动，故痛无定处。**痛痹**，以疼痛剧烈为特点，也称寒痹（图6-2）。寒为阴邪，其性凝滞，使气血经脉凝滞不通，不通则痛，痛处固定不移。**著**，重着、留着。**著痹**，以痛处重滞固定，或顽麻不仁为特点，也称湿痹。湿为阴邪，其性黏滞，易阻遏阳气，故痛处重滞。

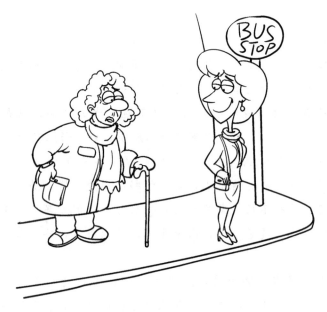

图6-2 寒气胜者为痛痹

以上论痹的病因及分类。下论五体痹与时令的关系，以及五脏痹的发生。

帝曰：其有五者何也？：五体痹是怎样产生的？

岐伯曰：以冬遇此者为骨痹，以春遇此者为筋痹，以夏遇此者为脉痹，以至阴遇此者为肌痹，以秋遇此者为皮痹：冬遇此者、春遇此者、夏遇此者、至阴遇此者、秋遇此者，指季节不同，风寒湿三气侵入人体的部位不同，导致的五体痹也各不相同，依据五季与五脏相应、五脏与五体相合的理论。**骨痹**、**筋痹**、**脉痹**、**肌痹**、**皮痹**，合称五体痹。

帝曰：内舍五脏六腑，何气使然？：舍，稽留，指病邪入内，稽留潜藏之意。五体痹病久不愈，内舍五脏六腑，是什么原因导致的？

岐伯曰：**五脏皆有合，病久而不去者，内舍于其合也**：五脏皆有合，指五脏与五体相合，即肝合筋、心合脉、脾合肉（肌）、肺合皮、肾合骨。五体痹病久不愈，病邪留藏于相合的内脏，形成五脏痹。

故骨痹不已，复感于邪，内舍于肾；筋痹不已，复感于邪，内舍于肝；脉

痹不已，复感于邪，内舍于心；肌痹不已，复感于邪，内舍于脾；皮痹不已，复感于邪，内舍于肺：分别论述五脏痹的形成，即五体痹病久不愈，再感受相应季节的痹邪，留藏于相合之脏，形成五脏痹。所以骨痹经久不愈，冬季再感寒邪，留藏于相合的肾脏，发为肾痹；筋痹经久不愈，春季再感风邪，留藏于相合的肝脏，发为肝痹；脉痹经久不愈，夏季再感暑邪，留藏于相合的心脏，发为心痹；肌痹经久不愈，长夏季再感湿邪，留藏于相合的脾脏，发为脾痹；皮痹经久不愈，秋季再感燥邪，留藏于相合的肺脏，发为肺痹。

所谓痹者，各以其时重感于风寒湿之气也：痹者，此指五脏痹。**各以其时**，指各在相应的季节。所谓五脏痹，是五体痹分别在相应的季节，重复感受风寒湿邪所致。因为五体痹病久不愈，使相关内脏精气渐损，容易在相应季节感受痹邪发为五脏痹。

凡痹之客五脏者：痹，痹邪，风寒湿之邪。凡痹邪客于五脏，形成五脏痹，多是由于五体痹日久不愈，五脏精气损伤所致。

肺痹者，烦满喘而呕：心、肺同居胸中，肺痹影响心神则烦闷。肺主气司呼吸，肺痹失于宣降则喘。肺脉还循胃口，肺痹使胃气上逆则呕。

心痹者，脉不通，烦则心下鼓，暴上气而喘，嗌干，善噫，厥气上则恐：**鼓**，动也。**心下鼓**，心下跳动，即心悸。心主血脉，藏神。心痹则血脉不通。心神被扰则心烦、心悸。心脉贯肺，心痹乘肺，肺气上逆则喘。**嗌干**，咽喉干燥，因心经支别从心系上夹咽喉，心痹津液不能随经上承所致。**善噫**，经常嗳气，因心为火脏，气易升腾上逆所致。**厥气**，逆气，恐为肾志，心虚则肾中寒水之气上逆，故见恐惧。

肝痹者，夜卧则惊，多饮数小便，上为引如怀：肝痹魂不安藏，故夜卧多惊。**多饮数小便**，肝主疏泄，对水液代谢有调节作用，若肝失疏泄，水液代谢失常，则见多饮、小便数。**引**，《说文解字》："开弓也。" **上为引如怀**，形容腹部胀大似引满之弓，又如怀孕之状，为肝脾气机壅滞，水液潴留所致。

肾痹者，善胀，尻以代踵，脊以代头：**善胀**，肾者胃之关，关门不利，脾胃不能转枢则腹胀。**尻**，尾骶部。**踵**，足跟。**尻以代踵**，不能站立行走，以尾骶部代替足。**脊以代头**，脊柱弯曲变形，头俯不能仰，背驼而脊高于头。肾主骨，肾痹骨失其养，故不能行立、脊柱弯曲。**尻以代踵**，**脊以代头**，注家认为：①痿弱所致；②拘挛所致。可互参。

脾痹者，四肢解墯，发咳呕汁，上为大塞：解墯，通懈惰。脾主肌肉四肢，脾痹不荣四肢，故四肢懈惰。脾痹土壅，肺失清肃则发为咳嗽。**呕汁**，郭霭春校作呕沫，脾痹胃气上逆则呕吐涎沫。**上**，上焦。**大**，为"不"之误。

不，通否（pǐ）。否，通痞。**上为大塞**，即上焦痞塞，为脾痹中气抑郁所致。

肠痹者，数饮而出不得，中气喘争，时发飧泄：**肠**，包括大小肠。**数饮**，频繁饮水。**而出不得**，郭霭春校作而不得出。痹邪犯于小肠，泌别清浊功能失职，故见数饮而小便不通。**中气喘争**，腹中有气攻冲，肠中雷鸣。痹邪犯于大肠，传导功能失常，故见肠鸣、时常发作飧泄。

胞痹者，少腹膀胱按之内痛，若沃以汤，涩于小便，上为清涕：**胞**，通脬，膀胱。**内痛**，全元起及《太素》均作两髀，即腹股沟处。**沃**，以水浇灌。**汤**，热水。用手按压少腹两侧腹股沟，好像用热水浇灌一样，此为膀胱热盛的表现。痹邪犯于膀胱，气化不利，郁而化热，故按压少腹两髀灼热、小便涩滞不爽。**上为清涕**，鼻流清涕，因膀胱经上额交巅络脑，邪热上蒸于脑所致。

以上论五脏痹、六腑痹的证候特点，其中六腑痹只有肠痹、胞痹内容，没有胃痹、三焦痹、胆痹的相关论述。下论痹的病机。

阴气者，静则神藏，躁则消亡：**阴气**，五脏之精气。**静**，人安静，没有邪气、七情、劳作的干扰。**静则神藏**，五脏之精气，人安静且没有内外因素干扰，则神气内藏。**躁**，人躁动，受到邪气的侵袭。**躁则消亡**，人躁动则易受邪侵，则五脏之精气耗散解离。

饮食自倍，肠胃乃伤：**饮食自倍**，饮食过量。**肠胃**，凡指六腑。六腑被饮食所伤，则痹邪得以乘之。

淫气喘息，痹聚在肺；淫气忧思，痹聚在心；淫气遗溺，痹聚在肾；淫气乏竭，痹聚在肝；淫气肌绝，痹聚在脾：**淫气**，逆乱之气，此指五脏失和之气。**乏竭**，《太素》作渴乏，渴燥匮乏，为痹邪闭阻于肝，疏泄不利所致。**肌绝**：①《太素》作饥绝，甚饥不能食；②张琦作肌肉消瘦枯萎。均为邪闭脾胃所致。可互参。脏气失和及喘息，痹邪易聚于肺；脏气失和及忧思，痹邪易聚于心；脏气失和及遗尿，痹邪易聚于肾；脏气失和及渴燥匮乏，痹邪易聚于肝；脏气失和及甚饥不能食（肌肉消瘦枯萎），痹邪易聚于脾。凡五体痹日久不愈，五脏之气逆乱，使痹邪内犯相合之脏，可成为五脏痹。五脏痹的表现应与上段互参。

二、痹的预后、针刺原则

【导读】

本段经文论述了痹的预后、针刺原则，并进一步阐述六腑痹的形成机理。

(1) 痹的预后：取决于感邪性质和发病部位。

① 感邪性质。感受风邪易愈，感受寒湿难愈。"其风气胜者，其人易已。"

② 发病部位。病在皮肤间易愈，病在筋骨间则疼痛持久、病势缠绵，病邪入脏则难治、预后较差。"其入脏者死，其留连筋骨间者疼久，其留皮肤间者易已。"

(2) 痹的针刺原则：辨证取穴。

① 脏腑辨证。依据脏腑痹的临床表现，分别选取五脏、六腑的输穴和合穴。

② 经络辨证。依据经脉循行部位所发生的病变，循经取穴，包括循经远端取穴和局部循经取穴。

(3) 六腑痹的病机：承上文进一步阐述其机理，包括饮食不节、起居失常，痹邪内传于腑；痹邪循俞直入于腑，"循俞而入，各舍其府"。

【原文】

诸痹不已，亦益内也。其风气胜者，其人易已也。

帝曰：痹，其时有死者，或疼久者，或易已者，其故何也？岐伯曰：其入脏者死，其留连筋骨间者疼久，其留皮肤间者易已。

帝曰：其客于六腑者何也？岐伯曰：此亦其食饮居处，为其病本也。六腑亦各有俞，风寒湿气中其俞，而食饮应之，循俞而入，各舍其腑也。

帝曰：以针治之奈何？岐伯曰：五脏有俞，六腑有合，循脉之分，各有所发，各随其过，则病瘳也。

【解析】

诸痹不已，亦益内也：益，通溢，蔓延。益内，病甚向内发展。各种痹日久不愈，也可加重向内传变。

其风气胜者，其人易已也：风为阳邪，其性清扬，易于驱除，故风邪偏胜者容易痊愈。

帝曰：痹，其时有死者，或疼久者，或易已者，其故何也？：痹的预后，有死亡的，有疼痛经久不愈的，有容易痊愈的，是什么缘故呢？

岐伯曰：其入脏者死，其留连筋骨间者疼久，其留皮肤间者易已：痹邪入五脏的预后不良，痹邪留滞于筋骨间的疼痛持久，痹邪留滞于皮肤间的容易痊愈。痹的预后，取决于感邪性质和病邪部位。特别是病邪部位的浅深，决定了痹的预后。

以下论六腑痹的形成及痹的针刺原则。

帝曰：其客于六腑者何也？：痹邪侵入六腑又是怎样的呢？

岐伯曰：此亦其食饮居处，为其病本也：亦其，《太素》作亦由其。这也是由于饮食不节、起居失常，使六腑受伤，风寒湿邪得以入侵，所以饮食、居处是六腑痹产生的根本原因。

六腑亦各有俞，风寒湿气中其俞，而食饮应之，循俞而入，各舍其腑也：此为六腑痹形成的又一途径。**俞**，背俞穴。六腑在背部膀胱经上各有俞穴，风寒湿气从俞穴而入，同时又内伤于饮食，内外相应，使痹邪循六腑的俞穴，侵入本腑形成六腑痹。

帝曰：以针治之奈何？：用针刺怎么治疗呢？

岐伯曰：五脏有俞，六腑有合：此为互文，五脏六腑有输穴、合穴。**俞**，通输，输穴。五脏痹取五脏的输穴、合穴，六腑痹取六腑的输穴、合穴。

循脉之分，各有所发，各随其过，则病瘳也：随，《太素》《甲乙经》作治解。**过**，经脉所过之路径。**病瘳**，病愈。根据经脉循行部位所发生的病变，分别治疗经脉所过之处，则病愈。"各随其过"这一针刺原则，包括了循经远端取穴和局部循经取穴的方法。

三、营卫之气与痹的关系

【导读】

营卫之气与痹关系密切。痹的发生是内外因素共同作用的结果，而内因之中营卫二气在痹发病过程中起重要作用。此由营卫功能所决定：营卫功能正常，则脏腑功能调和，腠理致密，卫外坚固，不易受痹邪侵袭；若营卫功能失常，则脏腑功能紊乱，腠理疏松，卫外不固，易受痹邪侵袭而发病。所谓"逆其气则病，从其气则愈。不与风寒湿气合，故不为痹"。后世医家受此影响，常把营卫失调、气血凝滞作为痹的病机。其用药，除祛风、逐寒、化湿外，常加桂枝、当归、乳香、没药、赤芍、红花、桃仁、五灵脂、蒲黄、地黄等活血、行血、通经、化瘀之品，并常用酒剂温经通络、行气活血以提高疗效。

【原文】

帝曰：荣卫之气，亦令人痹乎？岐伯曰：荣者，水谷之精气也，和调于五脏，洒陈于六腑，乃能入于脉也，故循脉上下，贯五脏，络六腑也。卫者，水谷之悍气也，其气慓疾滑利，不能入于脉也，故循皮肤之中，分肉之间，熏于肓膜，散于胸腹，逆其气则病，从其气则愈，不与风寒湿气合，故不为痹。

【解析】

帝曰：荣卫之气，亦令人痹乎？：荣，通营。营气和卫气也能使人发生痹病吗？

岐伯曰：荣者，水谷之精气也，和调于五脏，洒陈于六腑：和调于五脏，洒陈于六腑，为互文，和调洒陈于五脏六腑。**洒陈**，散布、无所不至。营气是水谷所化生的精气，和顺协调则布散于五脏六腑。

乃能入于脉也，故循脉上下，贯五脏，络六腑也：上下，凡指全身表里上下。营气是水谷之气中的精专之气，所以能够入于经脉之中，沿着经脉行于全身表里上下，贯通五脏，联络六腑。

卫者，水谷之悍气也，其气慓疾滑利，不能入于脉也：悍气，慓悍之气。卫气为水谷之悍气，不受脉管的约束，流动急速而滑利，故行于脉外。

故循皮肤之中，分肉之间，熏于肓膜，散于胸腹：熏，熏蒸、温煦。肓，音huāng，空隙，肉理及脏腑之间的空隙。**膜**，筋膜。**肓膜**，肉理及脏腑之间的筋膜，**有包裹、联络、屏蔽、保护作用**。张介宾注："凡腔腹肉理之间，上下空隙之处，皆谓之肓。"卫气沿着皮肤和腠理之中的间隙运行，并熏蒸、敷布于胸腹腔内的筋膜。

逆其气则病，从其气则愈：逆，逆乱、紊乱。**其气**，营卫二气。营卫二气与防御、调节功能密切相关。若营卫二气运行紊乱，就会生病，营卫二气调顺，病就会痊愈。

不与风寒湿气合，故不为痹：风寒湿气如果不与营卫之气相合，则不会发生痹。若痹邪侵入营卫，就会发生痹。

四、痹的常见症状及机理

【导读】

本段经文补论了痹的常见症状及机理，并复论痹各种"不痛"的机理。

（1）痹的症状及机理。"痛"与寒邪有关，"寒气多也，有寒故痛也"；"不痛不仁"与痹邪病久位深及营卫有关，"病久入深……故不通（痛）……故为不仁"；"寒""热""燥"（有问无答）与体质有关，"阳气少，阴气多，与病相益，故寒也""阳气多，阴气少，病气胜，阳遭阴，故为热"；"多汗而濡"与体质和湿邪有关，"此其逢湿甚也，阳气少，阴气盛，两气相感，故汗出而濡也"；"虫"（急）、"纵"与气候有关。

（2）"不痛"的机理。痹之"不痛"与病位有关，在"骨则重"、在"脉则血凝而不流"、在"筋则屈不伸"、在"肉则不仁"、在"皮则寒"。

【原文】

帝曰：善。痹或痛，或不痛，或不仁，或寒，或热，或燥，或湿，其故何也？岐伯曰：痛者，寒气多也，有寒故痛也。其不痛不仁者，病久入深，荣卫之行涩，经络时疏，故不通。皮肤不营，故为不仁。其寒者，阳气少，阴气多，与病相益，故寒也。其热者，阳气多，阴气少，病气胜，阳遭阴，故为痹热。其多汗而濡者，此其逢湿甚也，阳气少，阴气盛，两气相感，故汗出而濡也。

帝曰：夫痹之为病，不痛何也？岐伯曰：痹在于骨则重，在于脉则血凝而不流，在于筋则屈不伸，在于肉则不仁，在于皮则寒。故具此五者，则不痛也。凡痹之类，逢寒则虫，逢热则纵。帝曰：善。

【解析】

帝曰：善。痹或痛，或不痛，或不仁，或寒，或热，或燥，或湿，其故何也？岐伯曰：痛者，寒气多也，有寒故痛也：痹有痛、不痛、不仁、寒、热、燥、湿的不同症状，是什么原因呢？有偏痛的痹，是寒邪偏盛，寒性收引凝滞，气血不通，故疼痛剧烈。进一步补充了痹的症状，并阐述其机理。

其不痛不仁者，病久入深，荣卫之行涩，经络时疏，故不通。皮肤不营，故为不仁：不通，《太素》《甲乙经》均作不痛。**时疏**，时有空虚。**不营**，不荣。杨上善注："仁者，亲也，觉也。营卫及经络之气疏涩，不营皮肤，神不至于皮肤之中，故皮肤不觉痛痒，名曰不仁。"病久邪气深入，营卫运行涩滞，使经络时有空虚，气血虚少，故不知痛痒。营卫运行不畅，皮肤失荣，故麻木不仁。

其寒者，阳气少，阴气多，与病相益，故寒也：阳、阴，指机体的阳气、阴气。**阳气少，阴气多**，指人的体质阳虚阴盛。**病**，指风寒湿邪。**益**，甚，更加。**与病相益**，与风寒湿邪相加。李中梓注："痹病本属阴寒，若阳气不足之人，则寒从内生，与外病相助益，故寒也。"有偏寒的痹，是素体阳虚阴盛，再感受风寒湿邪，邪气从阴寒化，故为寒痹。

其热者，阳气多，阴气少，病气胜，阳遭阴，故为痹热：阳气多，阴气少，指人的体质阳盛阴虚。**遭**，《甲乙经》作乘，战而胜之也。**病气**，风寒湿邪。有偏热的痹，是素体阳盛阴虚，虽感受风寒湿邪，但阴不胜阳，邪气从阳化热，故为热痹。

其多汗而濡者，此其逢湿甚也，阳气少，阴气盛，两气相感，故汗出而濡也：阳气少，阴气盛，指人的体质阳虚阴盛。**两气**，人体偏盛的阴气与湿邪。**相感**，相互作用。**两气相感**，指人体偏盛的阴气与以湿邪为主的风寒湿邪相互作用。有多汗而湿润的痹，是感受了湿邪，而且素体阳虚阴盛，阴气与湿气相互作用，水湿不化而滞留，故汗出而湿润。

帝曰：夫痹之为病，不痛何也?：五体痹不痛的原因是什么？此承上段"病久入深，荣卫之行涩，经络时疏，故不通"，复论痹出现不痛的机理。

岐伯曰：痹在于骨则重：痹邪入于骨，病位较深，故有沉重之感而疼痛不显。

在于脉则血凝而不流：痹邪入于血脉，则血液凝滞而血行不畅。

在于筋则屈不伸：痹邪入于筋，筋急而挛，故肢体挛屈不伸。

在于肉则不仁：痹邪入于肉伤营，肌肤不荣，故肌肤麻木不仁。

在于皮则寒：痹邪入于皮伤卫，皮毛失于温煦，故皮肤寒。

故具此五者，则不痛也：**五者**，骨痹、脉痹、筋痹、肌痹、皮痹。所以具有这五种情况，痹就不会出现疼痛。可见五体痹不痛的原因，与痹邪所在的部位有关。张琦注："五者具，则自皮入骨，前所谓病久入深，明不痛之为重也。"

凡痹之类，逢寒则虫，逢热则纵。帝曰：善：寒、热，指气候条件。**虫**，《太素》《甲乙经》均作急，拘急。**纵**，弛缓。大凡痹的特点，遇气候寒冷则筋脉拘急，遇气候温热则筋脉弛缓。

素问·痿论（节选）

【篇名解释】

痿，萎也，有痿弱、枯萎两义，包括肢体痿弱不用、肌肉枯萎不荣。临床上可单独出现，也可先有肢体痿弱，后继发肌肉枯萎。**痿**，此指肢体痿弱不用，肌肉枯萎不荣，并以下肢不能随意运动为主的一类疾病。本篇对痿的病因病机、症状、治疗等，进行了全面论述，故名篇。

一、痿的病因病机及症状特点

【导读】

本段经文论述了痿的病机和五体痿的症状。

（1）痿的病机。痿的病因虽不同，但最终导致的共同病机为津液损伤、五体失养。

① 五脏气热，为主要病机。其中肺气热可致五体痿，心气热可致脉痿，肝气热可致筋痿，脾气热可致肉痿，肾气热可致骨痿。

② 肺热叶焦，为重要病机。痿的病变虽在四肢，根源却在五脏，五脏之中尤以肺为关键。因五脏全赖肺气敷布津液，方能濡养所合五体。若五脏气热、肺热叶焦，特别是与诸痿皆有关的肺气热，使津液被灼，熏蒸五体而致痿。

（2）五体痿症状特点。由五脏气热、肺热叶焦所致皮毛痿、脉痿、筋痿、肉痿、骨痿的症状，多表现为相合五脏功能的失调。如筋痿的"口苦""筋急而挛"，与肝胆相为表里，肝藏血，外合筋膜有关。

【原文】

黄帝问曰：五脏使人痿，何也？岐伯对曰：肺主身之皮毛，心主身之血脉，肝主身之筋膜，脾主身之肌肉，肾主身之骨髓。故肺热叶焦，则皮毛虚弱急薄，著则生痿躄也。心气热，则下脉厥而上，上则下脉虚，虚则生脉痿，枢折挈，胫纵而不任地也。肝气热，则胆泄口苦，筋膜干，筋膜干则筋急而挛，发为筋痿。脾气热，则胃干而渴，肌肉不仁，发为肉痿。肾气热，则腰脊不举，骨枯而髓减，发为骨痿。

【解析】

黄帝问曰：五脏使人痿，何也？：五脏能使人发生痿，这是什么道理呢？

岐伯对曰：肺主身之皮毛，心主身之血脉，肝主身之筋膜，脾主身之肌肉，肾主身之骨髓：筋膜，指包于肌肉、肌腱外的膜。肺主皮毛，心主血脉，肝主筋膜，脾主肌肉，肾主骨髓。此论五脏外合五体。

故肺热叶焦，则皮毛虚弱急薄，著则生痿躄也：根据《太素》《甲乙经》，以及下文**心气热**、**肝气热**、**脾气热**、**肾气热**，**肺热**当作肺气热。**肺热叶焦**，形容肺叶受热灼伤，津液损伤的病理状态。**急薄（bó）**，皮肤干枯不荣，肌肉消瘦。肺输精于皮毛，肺气热，津液被热邪灼伤，皮毛失养，则皮肤干枯不荣，肌肉消瘦。**著**，音 zhuó，留著不去。**痿**，四肢痿弱。**躄**，音 bì，两腿行动不便。**痿躄**，注家观点：①指肺痿（皮毛痿）。张介宾注："肺痿者，皮毛痿也。盖热乘肺金，在内则为叶焦，在外则皮毛虚弱而为急薄。若热气留著不去，而及于筋脉骨肉，则病生痿躄。"本于五体痿中，缺肺痿（皮毛痿）。②指痿的总称。张志聪注："肺热叶焦则皮毛虚薄矣……皮肤薄，则精液不能转输，是以五脏皆热而生痿躄矣。"依据下文"**五脏因肺热叶焦，发为痿躄**"，认为五脏皆受气于肺，肺热叶焦，使津液不能敷布，热邪影响其余四脏，则致两足痿弱不用的痿躄。观点可互参。

心气热，则下脉厥而上，上则下脉虚，虚则生脉痿，枢折挈，胫纵而不任地也：**下脉**，下部之经脉。**厥而上**，下部经脉的气血随热而上逆。《素问·厥论》也有"阳气盛于上，则下气重上而邪气逆"。**枢**，枢纽、转轴，这里指关节。**折**，折断。**挈**，提举。**枢折挈**，形容关节弛缓，不能提举，犹如枢轴折断不能活动。据王冰注"**挈**"上疑脱"不"字。**胫纵**，足胫弛缓不收。心主身之血脉，若心气热，火热之气上炎，下肢脉气厥逆上行而空虚，失去濡筋骨、利关节的功能，关节好像折断，下肢不能抬举，足胫迟缓不能行走，则脉痿。

肝气热，则胆泄口苦，筋膜干，筋膜干则筋急而挛，发为筋痿：胆附于肝，相为表里，肝气热胆气上泛，故口苦。肝藏血，外合筋膜，肝气热，灼伤阴血，筋膜失养，干枯、挛急不伸，则筋痿。

脾气热，则胃干而渴，肌肉不仁，发为肉痿：脾为胃行其津液，脾气热则津液损伤，口干而渴，肌肉失于濡养，肌肉不仁，则肉痿。

肾气热，则腰脊不举，骨枯而髓减，发为骨痿：腰为肾府，肾脉贯脊，肾气热则骨枯髓减，腰脊不能自如活动，则骨痿。

【导读】

下段经文论述了痿的病因，包括：①情志，如"有所失亡，所求不得""悲哀太甚""思想无穷，所愿不得"。②劳伤："意淫于外，入房太甚"。③湿邪："有渐于湿，以水为事、居处相湿"。④暑热："有所远行劳倦，逢大热"。另外，经文还补论了五体痿的症状，所述症状应与上文结合参考方才完善。

【原文】

帝曰：何以得之？岐伯曰：肺者，脏之长也，为心之盖也，有所失亡，所求不得，则发肺鸣，鸣则肺热叶焦。故曰：五脏因肺热叶焦，发为痿躄，此之谓也。悲哀太甚，则胞络绝，胞络绝则阳气内动，发则心下崩，数溲血也。故《本病》曰：大经空虚，发为肌痹，传为脉痿。思想无穷，所愿不得，意淫于外，入房太甚，宗筋弛纵，发为筋痿，及为白淫。故《下经》曰：筋痿者，生于肝，使内也。有渐于湿，以水为事，若有所留，居处相湿，肌肉濡渍，痹而不仁，发为肉痿。故《下经》曰：肉痿者，得之湿地也。有所远行劳倦，逢大热而渴，渴则阳气内伐，内伐则热舍于肾，肾者水脏也，今水不胜火，则骨枯而髓虚，故足不任身，发为骨痿。故《下经》曰：骨痿者，生于大热也。

帝曰：何以别之？岐伯曰：肺热者，色白而毛败；心热者，色赤而络脉溢；肝热者，色苍而爪枯；脾热者，色黄而肉蠕动；肾热者，色黑而齿槁。

【解析】

帝曰：何以得之？：痿是怎么发生的呢？

岐伯曰：肺者，脏之长也，为心之盖也：肺主治节而朝百脉，手太阴肺经为十二经之首，故肺为五脏之长。肺位最高，肺居心之上，如伞覆盖，故称肺为心之华盖。

有所失亡，所求不得，则发肺鸣，鸣则肺热叶焦。故曰：五脏因肺热叶焦，发为痿躄，此之谓也：失亡，如心爱之物亡失。**有所失亡，所求不得**，泛指七情内伤。**肺鸣**，呼吸喘息有声，为肺热津伤，肺失清肃所致。**痿躄**，此指痿的总称，即四肢痿废不用，包括下文的脉痿、筋痿、肉痿、骨痿。若七情内伤，气郁化热，肺热叶焦，不能敷布津液，使五脏失养，四肢不用而致痿躄。由于肺与诸痿皆有关，故不称"皮毛痿"而称痿躄。

悲哀太甚，则胞络绝，胞络绝则阳气内动，发则心下崩，数溲血也。故《本病》曰：大经空虚，发为肌痹，传为脉痿：胞络，指心包络脉。**绝**，阻隔不通。**崩**，形容大量出血。**溲**，小便。因悲哀太甚，心包络脉阻隔不通，阳气内动于心下，阳热迫血妄行，则大量频繁尿血。《本病》，古医书名，已亡佚。**大经空虚**，大的经脉空虚，为心崩溲血所致。**肌痹**，《太素》作脉痹。所以《本经》说：大的经脉空虚，则发为脉痹，逐渐传变为脉痿。

思想无穷，所愿不得，意淫于外，入房太甚，宗筋弛纵，发为筋痿，及为

白淫。故《下经》曰：**筋痿者，生于肝，使内也**：思想贪欲无穷，各种欲望又得不到满足，意念淫泆浮荡于外，加之房劳太过耗伤于内。**宗筋**，指男子前阴。**白淫**，男子滑精、女子带下。男子前阴弛缓放纵，则发为筋痿或白淫一类病证。**使内**，入房。所以《下经》说：筋痿生于肝，由于入房太过所致。因肝藏血主筋，肝脉绕阴器，肾藏精，若情志、房劳太过，肝肾精血损伤，则发为筋痿、白淫。

有渐于湿，以水为事，若有所留，居处相湿，肌肉濡渍，痹而不仁，发为肉痿。故《下经》曰：**肉痿者，得之湿地也**：**渐**，音 jiān，浸也，浸渍。由于湿邪浸渍，或在水湿环境中作业，使湿邪留滞，或居处潮湿，湿邪浸润肌肉，肌肉麻木不仁，发为肉痿。因脾主运化水湿，主肌肉四肢。所以《下经》说肉痿是久居湿地所致。

有所远行劳倦，逢大热而渴，渴则阳气内伐，内伐则热舍于肾，肾者水脏也，今水不胜火，则骨枯而髓虚，故足不任身，发为骨痿。故《下经》曰：**骨痿者，生于大热也**：由于远行劳倦，适逢气候炎热，故口渴，渴则阳热之邪内侵，灼伤肾脏阴精。因肾为水脏主藏精，今阳胜阴消，水不胜火，煎熬日久则骨枯髓虚，使两足不能支撑身体，发为骨痿。所以《下经》说骨痿是由于大热所致。

帝曰：何以别之？：五体痿怎样鉴别呢？

岐伯曰：肺热者，色白而毛败：**色白**，面色白，为肺病所现本色。肺输精于皮毛，肺气热，气津不荣于皮毛，故面色白而皮毛枯焦。

心热者，色赤而络脉溢：**络脉溢**，浅表部位的血络充血。心色赤，主血脉。心气热，故面色红赤而络脉充满。

肝热者，色苍而爪枯：肝色青，其华在爪。肝气热，阴血受损，故面色青而爪甲不荣。

脾热者，色黄而肉蠕动：脾属土，其色黄，主身之肌肉。**肉蠕动**，肌肉软弱。脾气热，损伤阴血及津液，血虚不荣，故见面色黄而肌肉软弱。

肾热者，色黑而齿槁：肾属土，其色黑，齿为骨之余。肾气热，阴精损伤，故见面色黑而齿枯槁。

五体痿的表现应与上段互参。

二、治痿的基本原则

【导读】

下段经文阐述了治痿"独取阳明"的机理、治痿三大原则，并补论了痿的病机。

(1) 治痿独取阳明的机理。本篇论痿的病机时，突出了肺热叶焦（肺气热）的病变机理，而治疗强调了"治痿独取阳明"的原则。其理论依据有：①阳明为"五脏六腑之海"，气血津液生化之源。②阳明"主闰宗筋，宗筋主束骨而利机关"。阳明盛，气血充，诸筋得以濡养，则关节滑利，运动自如。③阴经阳经总会于宗筋，合于阳明。会于前阴者虽有九条，但冲脉、阳明占重要地位，而冲脉通过气街与阳明相会，故冲脉之气血也本于阳明。后世医家受此针刺原则启发，在药物治痿时，创造了补、泻、温、清、和、润等多种"取阳明"的具体治法。

(2) 治痿三大原则
① "治痿独取阳明"。
② "各补其荥而通其俞，调其虚实，和其逆顺"。在独取阳明的原则下，根据痿的症状特点，进行脏腑经络辨证。
③ "各以其时受月"：分别在各脏所主的时令进行针刺治疗，属"因时制宜"的治痿原则。

(3) 补论痿的病机：阳明脉虚，宗筋弛纵。因阳明为多气多血之经、五脏六腑之海，阳明脉虚则气血亏虚，不能濡养宗筋，故宗筋弛纵而致痿。

【原文】

帝曰：如夫子言可矣。论言治痿者，独取阳明何也？岐伯曰：阳明者，五脏六腑之海，主闰宗筋，宗筋主束骨而利机关也。冲脉者，经脉之海也，主渗灌溪谷，与阳明合于宗筋，阴阳揔宗筋之会，会于气街，而阳明为之长，皆属于带脉，而络于督脉。故阳明虚则宗筋纵，带脉不引，故足痿不用也。帝曰：治之奈何？岐伯曰：各补其荥而通其俞，调其虚实，和其逆顺，筋脉骨肉，各以其时受月，则病已矣。帝曰：善。

【解析】

帝曰：如夫子言可矣。论言治痿者，独取阳明何也？：如先生所说是很对的。可医论上说：治痿独取阳明是怎样的？**论言**，因《灵枢·根结》有"痿疾者，取之阳明"的记载，张介宾认为"论"指《根结》篇。

岐伯曰：阳明者，五脏六腑之海，主闰宗筋，宗筋主束骨而利机关也：

闻，《太素》《甲乙经》作润，润养。**宗筋**，众筋，泛指全身之筋膜。**束骨**，约束骨节。**机关**，关节。阳明经是五脏六腑之海，并能滋润宗筋，宗筋具有连属、约束关节，并使关节滑利灵活的功能。

冲脉者，经脉之海也，主渗灌溪谷，与阳明合于宗筋，阴阳揔宗筋之会，会于气街，而阳明为之长，皆属于带脉，而络于督脉：**渗灌**，有输送营养滋润之意。**溪谷**，肌肉间的缝隙或凹陷部位。《素问·气穴论》："肉之大会为谷，肉之小会为溪。"第一处的**宗筋**，气冲穴附近的众筋。冲脉是十二经脉气血汇聚之处，它主输送营养滋润肌肉关节，并与阳明经会合于宗筋。**阴阳**，指阴经、阳经，包括脾、胃、肝、胆、肾、冲、任、督、阴跷、阳跷九脉。张介宾注："宗筋聚于前阴，前阴者，足之三阴、阳明、少阳及冲、任、督、跷九脉之所会也。九者之中，则阳明为五脏六腑之海，冲为经脉之海，此一阴一阳总乎其间，故曰阴阳总宗筋之会也。"**揔**，音、义同总，会聚。第二处的**宗筋**，此特指前阴。**气街**，此指气冲穴，属足阳明胃经。**长**，主持、主导。**阳明为之长**，阳明经能主持诸经之气血，故阳明经为经脉之长。**皆**，指阴经阳经。**属**，约束、连属。**络**，支脉贯通。**带脉**、**督脉**，皆属奇经。带脉起于季胁，如束带围身一周，十二经脉与任、督、冲、维、跷脉，均受带脉约束；督脉起于会阴，上循背至头顶鼻端入上齿龈，总督一身之阳气。阴经、阳经总会于前阴，再会合于气冲穴，而阳明经起主导作用，阴经、阳经还连属于带脉、联络于督脉。

故阳明虚则宗筋纵，带脉不引，故足痿不用也：此从病理角度谈阳明虚对宗筋的影响。**宗筋**，此指众筋。**不引**，不能牵引约束。阳明经为多气多血之经、五脏六腑之海，阳明虚则气血亏少，不能濡养宗筋，则宗筋弛缓，带脉不能约束收引，故足痿不能运动。

帝曰：治之奈何？：痿怎么治疗呢？

岐伯曰：各补其荥而通其俞，调其虚实，和其逆顺，筋脉骨肉，各以其时受月，则病已矣：**补**、**通**，均指针刺手法而言。**荥**、**俞**，荥穴、输穴。经气所流为荥，所注为输。**各补其荥而通其俞**，治痿在取阳明经穴之后，再分别针刺荥穴以补其气，针刺输穴以通其气。如筋痿取阳明经穴、足厥阴之荥输穴，脉痿取阳明经穴、手少阴之荥输穴，肉痿取阳明经穴、足太阴之荥输穴，皮痿取阳明经穴、手太阴之荥输穴，骨痿取阳明经穴、足少阴之荥输穴。在治痿独取阳明的同时，又提出"**各补其荥而通其俞**"的治痿原则，突出了脏腑经络辨证治痿的重要性。**调其虚实，和其逆顺**，虚则补之，实则泻之，其逆者和之使之顺。**筋脉骨肉**，指五体痿。**各以其时受月**，分别在脏腑所主的季节进行针刺治疗，如肝伤则筋病，欲治筋病，要在春季木旺之时治之，则邪气易去正气易复，这一治痿原则体现出"因时制宜"的治疗思想。**则病已矣**，就可病愈。

诊法与治法

素问·脉要精微论（节选）

【篇名解释】

脉，脉诊，泛指各种诊法。**要**，要领。**脉要**，脉诊的要领，即脉理。**精微**，精湛微妙。本篇内容虽然涉及四诊，但以脉理最为精湛微妙，故名篇。

一、诊法总的原则和要求

【导读】

本段经文开篇强调了诊病时间，以及四诊合参的重要性。

（1）诊病时间："常以平旦"，因此时"阴气未动，阳气未散，饮食未进，经脉未盛，络脉调匀，气血未乱，故乃可诊有过之脉"。强调了诊脉时自身和客观环境平稳安静、不受干扰的重要性。目前临床检测身体也多要求不进饮食，晨起为佳。在临床实际中，受客观条件的限制，诊脉时间也不必拘泥于平旦。

（2）四诊合参：临床上不仅重视脉诊，更强调"以此参伍"四诊合参，"切脉动静，而视睛明，察五色，观五脏有余不足，六腑强弱，形之盛衰"。四诊合参的观点，体现了《黄帝内经》对医者在诊法上的要求，临床收集资料要全面完整，才能对疾病做出准确判断。《黄帝内经》反对一诊一脉定病情的做法，反映出诊病中的整体观和医学道德观。

【原文】

黄帝问曰：诊法何如？岐伯对曰：诊法常以平旦，阴气未动，阳气未散，饮食未进，经脉未盛，络脉调匀，气血未乱，故乃可诊有过之脉。切脉动静，而视精明，察五色，观五脏有余不足，六府强弱，形之盛衰，以此参伍，决死生之分。

【解析】

黄帝问曰：诊法何如？：诊法，诊病的原则和方法，这里主要指脉诊。诊脉是怎样的？

岐伯对曰：诊法常以平旦：常，经常。**以**，在。**平旦**，寅时（3～5点钟）或卯时（5～7点钟）。诊脉通常在清晨5～6点钟。

十二地支纪时与24小时的关系

23～1时	1～3时	3～5时	5～7时	7～9时	9～11时	11～13时
子	丑	寅	卯	辰	巳	午
夜半	鸡鸣	平旦	日出	食时	隅中	日中
13～15时	15～17时	17～19时	19～21时	21～23时		
未	申	酉	戌	亥		
日昳	日晡	日入	黄昏	人定		

阴气未动，阳气未散：阴气、阳气，指运行于阴经和阳经之气。此句为互文。阴气、阳气均未扰动、未耗散。平旦是卫气由阴出阳的交接时刻，此时人刚睡醒，尚未劳作，阴阳之气均未受到干扰，暂处于平和状态。

饮食未进，经脉未盛，络脉调匀，气血未乱，故乃可诊有过之脉：过，失常。**有过之脉**，不正常的脉象，病脉。由于未进饮食，经脉之气尚未充盛，络脉之气调和均匀，气血未被扰乱，所以能反映真实脉象，能诊察出不正常的脉象。但从临床实际来看，诊病都要求在平旦进行是不可能的。经文的意义在于诊病时必须让病人保持安静，排除干扰脉象的一切内外因素，才能诊得真实的脉象。

以下论四诊合参。

切脉动静，而视精明，察五色，观五脏有余不足，六府强弱，形之盛衰：**切脉**，诊脉。**动静**，阴阳。**切脉动静**，诊脉的阴阳属性，进而了解脏腑气血的盛衰。通常沉、迟、小、涩、虚脉属阴，浮、数、大、滑、实脉属阳。**视**，观察，指望诊。**精明**，眼睛、眼神。眼神为脏腑精气上注于目的表现，望眼神是望神的重要内容。诊病时既要掌握脉象的动静变化，还要观察病人的眼睛、眼神，以测知脏腑精气的盛衰及神气的有无。张介宾注："视目之精明，诊神气也。"**察**，观察，指望诊。**五色**，青、赤、黄、白、黑五色。**观**，了解。观察五脏反映在面部的颜色变化以及荣润、晦暗，察五色可知病属何脏，了解五脏的有余不足、六府的强弱、形体的盛衰。**六府**，注释不一：①脏腑的"腑"，即胆、胃、大肠、小肠、三焦、膀胱；②下文所言的六府，即脉、头、背、腰、膝、骨（脉者血之府、头者精明之府、背者胸中之府、腰者肾之府、膝者筋之府、骨者髓之府）。可互参。

以此参伍，决死生之分：**以**，根据。**此**，指上文"切脉动静，而视精明，察五色"，即根据四诊所得。**参伍**，彼此相参互证，即四诊合参。根据脉诊、望诊等四诊所得，进行相参互证，以判断疾病的预后死生。

二、几种主要诊法的原理及应用

（一）切（脉）诊

【导读】

对于脉与气血的关系，经文指出"夫脉者，血之府也"，即气血的盛衰可以从脉象上反映出来，并对长、短、数、大、上、下、代、细、涩的脉象及主病，以及某些凶险脉象的预后进行了阐释。

【原文】

夫脉者，血之府也。长则气治，短则气病；数则烦心，大则病进；上盛则气高，下盛则气胀；代则气衰，细则气少，涩则心痛；浑浑革至如涌泉，病进而色弊；绵绵其去如弦绝，死。

【解析】

夫脉者，血之府也：**脉**，经脉，是气血运行的道路。**府**，聚也，居也。血在脉管中运行，故曰脉为血之府。由于气和血是不可分的，所以从脉象上可以反映出全身气血的盛衰。

长则气治，短则气病：**长**、**短**，指脉来搏动的部位，指脉体。**长**，脉体应指而长，超过本位，即脉体上见于寸、下见于尺、寸关尺三部都能摸到。**短**，与长脉相对而言，指脉体应指而短，不及本位，即脉体上不及寸、下不及尺。长而兼实、满、硬、洪大，为病脉，是邪气亢盛之候；长而和缓，为正常脉象，是气血平和之象，故曰**长则气治**。**气治**，气血平和正常。**气病**，包括气虚、气滞。气为血帅，气虚血行无力，可见短脉；气滞血行不畅，也可见短脉。气虚、气滞都可见短脉，故曰**短则气病**。

数则烦心，大则病进：**数**，数脉，脉搏一呼一吸六至以上。脉数为热，热则心烦不安。数脉有虚实之分，其中数而有力为实热，数而无力为虚热，且均有心烦的症状，故曰**数则烦心**。**大**，脉体满指而大。若大而和缓为正常，为气血充盛之脉象；异常大脉，包括大而无力（属虚证，主虚劳）、大而有力（属实证，主邪气亢盛）。大脉无论虚证、实证，均表示病势发展，故曰**大则病进**。

上盛则气高，下盛则气胀：**上**、**下**，指寸口脉的上下部。**上**，寸口近腕部；**下**，寸口近肘部。符合上以候上、下以候下的原则。**上盛**，寸口脉的上部盛，为邪气壅滞于人体的上部。**气高**，喘满。**下盛**，寸口脉的下部盛，为邪气滞留于人体的下部。**气胀**，腹部胀满。

代则气衰，细则气少，涩则心痛：**代**，代脉，指脉来缓弱而有规则的间歇。**气衰**，脏气衰弱。《伤寒论》第 178 条："脉来动而中止，不能自还，因而复动者，名曰代。"《内经》所述代脉有两种：①四时五脏的反常脉象。此种代脉软弱之极而无胃气，预后多不良，为死脉。《素问·平人气象论》："长夏胃微耎弱曰平，弱多胃少曰脾病，但代无胃曰死。"耎，同软。②本篇的代脉。脉缓弱而有规则的间歇，即动而中止，止有定数，主脏气衰弱。**细**，细脉，脉细如丝。**气少**，气虚血少，见于诸虚劳损。**涩**，涩脉。脉往来涩滞不流利，如轻刀刮竹，主气血虚少或气滞血瘀，均可见心痛。

浑浑革至如涌泉，病进而色弊：**浑浑革至如涌泉**，《甲乙经》《脉经》均作浑浑革革，至如涌泉。**浑浑**，滚滚。**革**，急也。脉来滚滚而急，好像泉水涌出一样。**病进**，病情加重，说明邪气亢盛。**色弊**，气色败坏。**弊**：败坏。脉来滚滚而急，如泉水涌出，是病情加重、气色败坏之象。

绵绵其去如弦绝，死：**绵绵**，脉微细欲绝。**其去**，脉离开时。**弦绝**，弓弦断绝。王冰注："绵绵，言微微似有，而不甚应手也。如弦绝者，言脉卒断，如弦之绝去也。"脉离开时，微细欲绝，微微似有，不甚应指，好像弓弦猝断，突然中止,这种脉象多预后不良。

(二) 望诊

【导读】

精明、五色为气之外华。两目的眼神与颜面的色泽,是脏腑气血精气反映于外的征象。望目及面之五色,可以测知脏腑气血的盛衰。①辨五色:明润含蓄为善,说明五脏精气未衰;晦暗暴露为恶,说明五脏精气已衰,预后不良。②诊目:两目有神,视觉正常,说明脏腑精气旺盛;两目无神,视觉异常,说明脏腑精气衰竭。

【原文】

夫精明五色者,气之华也。赤欲如白裹朱,不欲如赭;白欲如鹅羽,不欲如盐;青欲如苍璧之泽,不欲如蓝;黄欲如罗裹雄黄,不欲如黄土;黑欲如重漆色,不欲如地苍。五色精微象见矣,其寿不久也。夫精明者,所以视万物,别白黑,审短长。以长为短,以白为黑,如是则精衰矣。

【解析】

夫精明五色者,气之华也:精明,眼睛、眼神。**五色**,面部的五色。**气之华**,精气的外华。眼神和面色,均是五脏精气的外华。因五脏六腑之精气皆上注于目,通过观察两目之神气,可了解五脏精气的盛衰;五脏各有所主之色,通过气血的运行反映于面,成为面之五色。由于面部暴露于外,脉络丰富,通过观察面之五色,可判断五脏气血的盛衰,特别能反映胃气之盛衰,因阳明经上行于头面,胃为多气多血之腑。

赤欲如白裹朱,不欲如赭:赤,赤色、红色。**欲**,要、希望。**不欲**,不要、不希望。五色中的欲,为明润含蓄、隐而不露;五色中的不欲,为晦暗枯槁、颜色毕露。**白**,当作帛,白色丝织品。**朱**,朱砂。**白裹朱**,红色要像用帛娟裹着朱砂,隐然红润,含蓄不露。**赭**,代赭石。红色不要像代赭石,暗红而无光泽。

白欲如鹅羽,不欲如盐:白色要像鹅的羽毛,白而润泽,不要像盐,白而枯槁无光。

青欲如苍璧之泽,不欲如蓝:青,静脉色。**苍**,青色。**璧**,玉石。**蓝**,蓝靛(染料)、蓝草。青色要像青色的玉石,青而明润,不要像蓝靛,青而滞暗。

黄欲如罗裹雄黄，不欲如黄土：罗，白色轻软的丝织品。**雄黄**，中药名。黄色要像用罗绢裹着雄黄，黄而明润，含蓄不露，不要像黄土，干枯沉滞。

黑欲如重漆色，不欲如地苍：重，重复。**重漆**，漆过之后重新再漆。**地苍**，黑色的土壤。黑色要像重漆过的一样，黑而有光泽，不要像黑色的泥土，枯槁如尘。

五色精微象见矣，其寿不久也：精微，精华。**象**，败象。**见**，通现。**象见**，败象现于外，即真脏色暴露于外。如果面之五色反映五脏精气暴露于外（真脏色暴露于外），那么他的寿命就不会长久。

夫精明者，所以视万物，别白黑、审短长。以长为短，以白为黑，如是则精衰矣：精明，眼睛、眼神。就两目来说，如果眼神正常，则能明视万物、辨别白黑、审察长短。如果眼神异常，就会长短不分，黑白不辨。如果这样，那就是五脏精气已经衰竭了。张介宾注："五脏六腑之精气，皆上注于目而为之精，故精聚则神全。若其颠倒错乱，是精衰而神散矣。"

【导读】

下段经文通过五脏与五府的相合关系，阐述观察五府的变化，可测知五脏精气的盛衰，并提出五府、五脏"得强则生，失强则死"的著名论断。

【原文】

夫五脏者，身之强也。头者，精明之府，头倾视深，精神将夺矣；背者，胸中之府，背曲肩随，府将坏矣；腰者，肾之府，转摇不能，肾将惫矣；膝者，筋之府，屈伸不能，行则偻附，筋将惫矣；骨者，髓之府，不能久立，行则振掉，骨将惫矣。得强则生，失强则死。

【解析】

夫五脏者，身之强也：身，形体、身体。形体强壮，说明五脏精气充沛。

以下论形体的某一部分、五府失强与五脏失强的关系。

头者，精明之府，头倾视深，精神将夺矣：精明，眼睛。**精明之府**，精气神明之府、眼睛等七窍之府。张介宾注："五脏六腑之精气，皆上升于头，以成七窍之用，故头为精明之府。"五脏六腑之精气，皆上注于头部，成为五官七窍视、听、嗅、味觉机能活动（即神明）的物质基础。《灵枢·大惑论》："目者，五脏六腑之精也，营卫魂魄之所常营也，神气之所生也……目者，心使也。心者，神之舍也。"可见，此头之精明之府，不同于心之神明之府。**精明**，在《内经》中凡五见，均作眼睛解，如本文的视精明、精明五色、夫精明者、精明之府，以及《灵枢·大惑论》的阴阳合传（抟）而精明。《灵枢·大惑论》："瞳子、黑眼法于阴，白眼、赤脉法于阳也，故阴阳合传（抟）而精明也。"**头倾视深**，头低垂不能举，目深陷而无光。**精神将夺**，五脏的精与神将要耗夺。

背者，胸中之府，背曲肩随，府将坏矣：胸中，指居于胸中之脏，即心、肺。心、肺居于胸中，其俞穴在背部，故称背为胸中之府。**随**，同垂。**背曲肩随**，背曲不能伸，肩垂不能举。如果不是先天或外伤所致，则是心肺气血衰败，不能营于肩背所致。后一个**府**，指胸中心肺。**府将坏矣**，胸中心肺精气将要败坏。

腰者，肾之府，转摇不能，肾将惫矣：肾居于腰中，腰之骨需肾精的充养，故称腰为肾之府。**转摇不能**，腰部活动受限，不能正常转身摇动，为腰骨空虚，肾之精气衰败所致。**惫**，同败，坏也。

膝者，筋之府，屈伸不能，行则偻附，筋将惫矣：膝为筋之会，膝部的阳陵泉又为筋之会穴，故称膝为筋之府。**偻**，身体屈曲不伸。**附**，依附他物而行。膝关节屈伸不利，身体屈曲，行动不便，须依附其他物体才能行走，如拐杖之类。肝藏血主筋，筋会于膝，肝血亏虚，血不荣筋，则筋将衰败。

骨者，髓之府，不能久立，行则振掉，骨将惫矣：髓充于骨，故骨为髓之府。**行则振掉**，行则震颤摇摆。肾主骨生髓，肾精衰竭，则骨将衰败。

得强则生，失强则死：五脏精气旺盛，则形体五府强健，故生；若五脏精气衰败，则形体五府败坏，故死。

(三) 闻诊和问诊

【导读】

下段经文介绍了诊察五脏失守的方法，即通过望、闻、问诊所得，推测脏腑失守的情况，并提出五脏精气"得守者生，失守者死"的著名论断。

【原文】

五脏者，中之守也。中盛脏满，气胜伤恐者，声如从室中言，是中气之湿也；言而微，终日乃复言者，此夺气也；衣被不敛，言语善恶不避亲疏者，此神明之乱也。仓廪不藏者，是门户不要也；水泉不止者，是膀胱不藏也。得守者生，失守者死。

【解析】

五脏者，中之守也：**中**，内。**中之守**，内之守，因五脏主藏精气，精气藏而不泻，宜内守而不宜失。如果精气失守，则表现为下列各种病变。

中盛脏满，气胜伤恐者，声如从室中言，是中气之湿也：丹波元简根据下文体例，认为"者"应在"声如从室中言"后。**中盛、脏满**，同义，指脾脏邪气壅滞胀满。**气胜**，脾气壅滞胀满。**伤恐**，恐为肾志，脾气壅滞，土克水所致。**声如从室中言**，声音重浊，好像从密室中发出来的，为中土壅滞，水湿不运所致，为脾脏失守。

言而微，终日乃复言者，此夺气也：**言而微，终日乃复言**，有两种解释：①声音低微，言语不能接续；②语声低微，重复郑声。可互参。这是肺脏精气虚衰，肺气被夺所致，为肺脏失守。

衣被不敛，言语善恶不避亲疏者，此神明之乱也：**被**，同帔（pèi），披在肩背上的服饰。心藏神，若心不藏神，神明错乱则表现为衣冠不整，言语善恶不分，亲疏远近不避。这是心神错乱的狂证，为心脏失守。

仓廪不藏者，是门户不要也：**仓廪**，贮藏粮食的仓库，此指脾胃。**仓廪不藏**，脾胃不能贮藏，即大便泻利不止。**门户**，仓廪之门户，包括幽门（胃下口）、阑门（小肠下口）、魄门（大肠下口）。**要**，通约。脾虚运化无力，中气失于固摄，大便泻利不止，是仓廪之门户失去约束所致，为脾脏失守。

水泉不止者，是膀胱不藏也：**水泉**，小便。**不止**，失禁。**不藏**，不能藏蓄小便。肾气亏虚，膀胱失约则小便失禁，膀胱不能藏蓄小便，为肾脏失守。

得守者生，失守者死：五脏精气如能藏守，则生；若五脏精气不藏，就会死亡。

三、脉应四时

【导读】

下段经文从"天人相应"的观点出发，阐明了脉应四时的问题。人在四时温热寒凉和生长收藏的自然变化规律中，脉象也相应有规、矩、权、衡的不同表现，即四时脉象随四时阴阳的变化而变化。这是人体在一年之中气血运行的节律现象，四种脉象均为四时平脉。

【原文】

帝曰：脉其四时动奈何？知病之所在奈何？知病之所变奈何？知病乍在内奈何？知病乍在外奈何？请问此五者，可得闻乎？岐伯曰：请言其与天运转大也！万物之外，六合之内，天地之变，阴阳之应，彼春之暖，为夏之暑，彼秋之忿，为冬之怒。四变之动，脉与之上下，以春应中规，夏应中矩，秋应中衡，冬应中权。是故冬至四十五日，阳气微上，阴气微下；夏至四十五日，阴气微上，阳气微下。阴阳有时，与脉为期。期而相失，知脉所分，分之有期，故知死时。微妙在脉，不可不察，察之有纪，从阴阳始，始之有经，从五行生，生之有度，四时为宜。补写勿失，与天地如一，得一之情，以知死生。是故声合五音，色合五行，脉合阴阳。

【解析】

脉其四时动奈何？知病之所在奈何？知病之所变奈何？知病乍在内奈何？知病乍在外奈何？：其，《甲乙经》作有。脉象有四时的变化是怎样的？如何从脉象上知道疾病的部位所在？如何从脉象上知道疾病的变化情况？乍，音、义同作，指疾病的发生。《说文解字》："作，起也。"如何从脉象上知道疾病发生在内部，或在外部？

请问此五者，可得闻乎？：请问以上这五个问题，可讲给我听吗？

岐伯曰：请言其与天运转大也：其，脉。大，广大微妙。请听我讲一下脉与天地运转相应的广大微妙的道理。

万物之外，六合之内，天地之变，阴阳之应：六合，四方上下。自然万物、天地间的一切变化，都与阴阳的变化规律相应。

彼春之暖，为夏之暑，彼秋之忿，为冬之怒：彼春，以夏言春。彼秋，以冬言秋。为，变成、成为。忿，指秋气肃杀劲急。怒，指冬气严寒凛冽。从春天的温暖，发展为夏天的暑热；从秋天的凉风劲急，演变为冬天的寒风凛冽。此为举例说明"天地之变，阴阳之应"。

四变之动，脉与之上下：四变之动，指春夏秋冬四季的变动。上下，指脉象的浮沉。人体的脉象，随着四时变化而变化，即春夏浮、秋冬沉。

以春应中规，夏应中矩，秋应中衡，冬应中权：中，合的意思。规、矩、权、衡，为古代的衡器和量具，引申为判断的准绳。规，为圆之器。春季阳气生发，人体气血逐渐充盛于外，故脉象与之相合，如规之圆滑之象。矩，为方之器。夏季阳气盛长，人体气血充盛于外，脉象与之相合，如矩之方盛之象。

衡，求平之器，指秤杆。秋季阴气始生，气主收敛，人体气血由盛转入平稳，开始趋向于里，脉象与之相合，如衡之象，不上不下，平衡于中。**权**，计重之器，指秤锤、秤砣。冬季阴气大盛，阳气闭藏，人体气血内藏，脉象与之相合，如权之象，深沉内伏。**规矩权衡**，在此形容与四时相应的脉象。

是故冬至四十五日，阳气微上，阴气微下；夏至四十五日，阴气微上，阳气微下：冬至四十五日，指立春。由冬至经过小寒、大寒到立春，共计四十五日。夏至四十五日，指立秋。由夏至经小暑、大暑到立秋，共计四十五日。上、下，指天地阴阳之气的升和降。阳气微升之时，也是阴气微降之时，反之亦然。所以由春至夏，是阳升阴降；由秋至冬，是阴升阳降。

阴阳有时，与脉为期。期而相失，知脉所分，分之有期，故知死时：有时，有规律。**阴阳有时**：四时阴阳之气的升降有一定规律，即上文"冬至四十五日，阳气微上，阴气微下；夏至四十五日，阴气微上，阳气微下"。**与脉为期**：期，邀约、会合；脉象的规矩权衡，随四时相期而至。**期而相失**，脉象的规矩权衡，不能随四时相期而至，即春不见规、夏不见矩、秋不见衡、冬不见权。**分**，分属。**知脉所分**，根据四时与脉的关系，可知脉象所属脏腑的病变。**分之有期**：期，度、规律；所属脏腑的病变有一定的规律，如肝病在春、心病在夏、肺病在秋、肾病在冬、脾病在四季。**故知死时**，可以预知死亡的时间，即根据所病脏腑与四时的生克关系，推断生死。凡相克者死，相生者生。如肝病死于秋，生于冬；心病死于冬，生于春；脾病死于春，生于夏；肺病死于夏，生于长夏；肾病死于长夏，生于秋。脉与四时阴阳变化相适应为正常，如果不相适应，可根据四时与脉象的变化，来判断病在何脏，故可预知死亡时间。

微妙在脉，不可不察：脉象的这些微妙变化，不可不细心体察。

察之有纪，从阴阳始，始之有经，从五行生，生之有度，四时为宜：纪、经、度，同义，指纲领、规律。**生、始**，同义，指起始、开始。**察之有纪，从阴阳始，始之有经，从五行生**，为互文。诊察脉象有一定的规律，应从四时阴阳五行开始，因四时阴阳五行的变化有一定的规律，总以脉应四时为宜。

补写勿失，与天地如一：懂得了以上道理，在治疗上遵循补其不足、泻其有余的治疗法则，使人身之阴阳与自然界的阴阳变化相一致。

得一之情，以知死生：得，掌握。一，指"天地如一"。掌握人与天地如一这个道理，就能预知病人的生死。

是故声合五音，色合五行，脉合阴阳：五音，宫、商、角、徵、羽。所以诊病时，听声音要结合五音来分析，望气色要结合五行来分析，切脉要结合四时阴阳来分析。

【导读】

下段经文继论四时脉象及诊脉大法。所论脉象仍用类比的方法进行描述，以动物活动、植物状态，形象比喻四时的正常脉象。

【原文】

是故持脉有道，虚静为保。春日浮，如鱼之游在波；夏日在肤，泛泛乎万物有余；秋日下肤，蛰虫将去；冬日在骨，蛰虫周密，君子居室。故曰：知内者按而纪之，知外者终而始之。此六者，持脉之大法。

【解析】

是故持脉有道，虚静为保：虚静，清虚宁静、虚心静虑。**保**，《甲乙经》作宝。丹波元简注："保、葆、宝，古通用。"诊脉有一定的方法和要求，清虚宁静至为重要。**持脉有道，虚静为保**，包含：①诊脉时医生应清虚宁静，摒除杂念，全神贯注，才能辨别出复杂脉象；②诊脉时患者也应清虚宁静，才能反映出真实的脉象。

春日浮，如鱼之游在波：形容春季脉象浮动但未全出，如鱼之游在水波中，虽圆滑但未全浮出水面。因春季阳气生发，万物萌动，人的脉象与之相应所致。

夏日在肤，泛泛乎万物有余：肤，皮肤。**泛**，浮也。**泛泛乎**，浮盛之义。形容夏季脉象浮于肤表盈满指下，如同万物茂盛有余。因夏季阳气荣盛，人的脉象与之相应所致。

秋日下肤，蛰虫将去：下肤，由浮趋沉，在皮肤之下，肌肉之中。**蛰虫**，藏伏土中越冬之虫。**去**，藏。秋季脉象在皮肤之下，好像蛰虫将要伏藏。因秋季阳气下降，人的脉象与之相应，开始伏藏。

冬日在骨，蛰虫周密，君子居室：周密，固藏。冬季脉象在骨，犹如蛰虫伏藏得很固密，又如人们避寒深居室内。因冬季阳气内藏，人的脉象与之相应，深沉潜藏。

故曰：知内者按而纪之，知外者终而始之：内，内脏。**按**，按脉、切脉。**纪**，要领。**知内者按而纪之**，要知道内脏的虚实，通过切脉得其要领。**外**，经脉。**终、始**，指经脉的循行。**知外者终而始之**，要知道经气的盛衰，可诊察经脉的循行。

此六者，持脉之大法：六者，指春、夏、秋、冬、内、外六种脉象和脉法。春夏秋冬四时脉象和脏腑经脉的虚实盛衰六个方面，是诊脉的重要法则。

素问·汤液醪醴论（节选）

【篇名解释】

汤液、醪醴，为古代治疗疾病的两种剂型，都是用五谷稻米制成的酒类。其清稀淡薄的是汤液，稠浊甘甜的叫醪醴。本篇主要讨论治病的疗效问题，但首先从汤液醪醴的制作及作用谈起，故以名篇。

【导读】

本段经文论述了水肿的病机与治则治法。

（1）水肿的病机："五脏阳以竭"，即五脏阳气郁遏，阳不化气，水气停聚形成水肿。水肿的形成与五脏功能失调有关，尤以肺、脾、肾三脏为主。本篇所论水肿，基本属于实证。

（2）水肿的治疗。其治则为"平治于权衡"，即协调阴阳，恢复阴阳平衡。治法包括：①内治法。"开鬼门，洁净府"，即发汗、利小便为水肿病的基本治法。《黄帝内经》认为，人体津液的代谢产物主要通过汗、尿排出体外，而津液内停引发的水肿，仍不离发汗、利小便两法。但此两法只适用于阳证、实证，不适用于阴证、虚证。②外治法。"去菀陈莝"，即去除积久之物，包括瘀结的血液；"缪刺"，即缪刺络脉，通络行水。津血可互化互补，津液内停和血液瘀滞也可互为因果。针刺放血，缪刺通络，可促进血行，推动津液运行，以消除水邪。水肿后期，若有瘀血存在，用活血化瘀之法，既可利水消肿，又有助于阳气的恢复。③辅助治法。"微动四极"，即活动四肢，助阳行水；"温衣"，即温暖形体，顾护阳气。两种护理措施虽为辅助疗法，但着眼于阳气，抓住了病本。

【原文】

帝曰：其有不从毫毛而生，五脏阳以竭也。津液充郭，其魄独居，孤精于内，气耗于外，形不可与衣相保，此四极急而动中，是气拒于内而形施于外，治之奈何？岐伯曰：平治于权衡，去菀陈莝，微动四极，温衣，缪刺其处，以复其形。开鬼门，洁净府，精以时服，五阳已布，疏涤五脏。故精自生，形自盛，骨肉相保，巨气乃平。

【解析】

帝曰：其有不从毫毛而生，五脏阳以竭也：以，已。**竭**，郁遏。**五脏阳以竭**，五脏阳气郁遏，使阳不化气，水气停聚，形成水肿。有的病不是从外表毫毛发生的，是由于五脏阳气郁遏所致。

津液充郭，其魄独居，孤精于内，气耗于外，形不可与衣相保：津液，水液。**郭**，胸腹、肌肤。**津液充郭**，水液充斥于胸腹、肌肤。张介宾注："津液，水也；郭，形体胸腹也。《胀论》曰：夫胸腹，脏腑之郭也。"**魄**、**精**，属阴，指水液。**居**，留、盛。**其魄独居，孤精于内**，水液独盛于体内。张介宾注："精中无气，则孤精于内；阴内无阳，则气耗于外。"水液充斥于胸腹及肌肤，水液独盛于内，阳气耗散于外。**相保**，相抱。**形不可与衣相保**，形体浮肿，不能与衣服相合，形容水肿之甚（图7-1）。

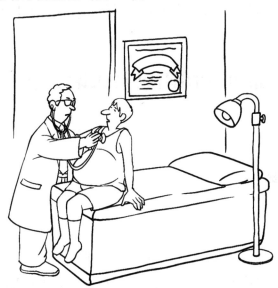

图 7-1　水肿病人"形不可与衣相保"

此四极急而动中，是气拒于内而形施于外，治之奈何？：**四极**，四肢。**急**，肿急，极度浮肿。**动中**，中气喘动。张介宾注："四肢者，诸阳之本，阳气不行，故四极多阴而胀急也。胀由阴滞，以胃中阳气不能制水，而肺肾俱病，喘咳继之，故动中也。"**气**，阴气、水气。**施**，音 yì，易、改变。这种四肢极度浮肿而中气喘动，是水气格拒于内、形体肿胀改变于外。如何治疗呢？

岐伯曰：平治于权衡，去菀陈莝，微动四极，温衣，缪刺其处，以复其形：**权衡**，秤锤与秤杆，有平衡协调之义。**平治于权衡**，治疗时要平衡协调阴阳。吴昆注："平治之法，当如权衡，阴阳各得其平，勿令有轻重低昂也。"**去菀陈莝**，当为去菀莝陈。**去**、**莝**与**菀**、**陈**，相对为文。**去**，去除。**莝**，铡草。**菀**，通郁，郁积。**陈**，陈旧。**去菀陈莝**，去除积久之物，包括瘀结的血液。**缪刺**，病在左而刺右、病在右而刺左的刺络法。去除积久之物，微动四肢，加衣保暖，刺络放血，以恢复形体。

开鬼门，洁净府，精以时服，五阳已布，疏涤五脏：**鬼门**，汗孔。**净府**，膀胱。**开鬼门，洁净府**，指发汗、利小便的治法。**精**，水精、水液。**服**，行也。**精以时服**，水液得以正常运行。**五阳**，五脏阳气。**布**，敷布宣达。**疏涤**，疏通荡涤。**五阳已布，疏涤五脏**，五脏的阳气已经疏通布达。

故精自生，形自盛，骨肉相保，巨气乃平：**巨气**，正气。**巨气乃平**，正气平复如常。所以精气产生，形体强盛，骨肉相合，人体的正气平复如常。

素问·阴阳应象大论（节选）

一、疾病的传变

【导读】

本段经文对邪气侵袭人体，由表入里、由浅入深、由阳及阴的传变过程进行了阐述，体现了《黄帝内经》对疾病早期诊治、既病防变的预防观，为后世"治未病"思想的理论依据。继论外邪性质不同，侵袭人体的部位也不同，天之邪气无形，最终伤及五脏，水谷之寒热有形，易伤及六腑，地之湿气趋下常会伤及皮肉筋脉。

【原文】

故邪风之至，疾如风雨，故善治者治皮毛，其次治肌肤，其次治筋脉，其次治六腑，其次治五脏。治五脏者，半死半生也。故天之邪气，感则害人五脏；水谷之寒热，感则害于六腑；地之湿气，感则害皮肉筋脉。

【解析】

故邪风之至，疾如风雨：邪风，泛指外感六淫之邪。**疾**，快、迅速。**至**，到、侵袭。六淫邪气侵袭人体，像暴风雨一样迅速。

故善治者治皮毛，其次治肌肤，其次治筋脉，其次治六腑，其次治五脏：善治者，善于诊治疾病的医生。**其次……其次**，指诊疗技术依次稍差的医生。**皮毛、肌肤、筋脉、六腑、五脏**，外邪由表入里、由浅入深依次传入的次序。

治五脏者，半死半生也：半死半生，生死各半。此时邪深病重，治疗困难。

故天之邪气，感则害人五脏：六气各通其脏，六淫邪气由表入里，最终伤及五脏。

水谷之寒热，感则害于六腑：六腑为传化之府，饮食水谷失调，则易损伤六腑。《素问·痹论》："饮食自倍，肠胃乃伤。"

地之湿气，感则害皮肉筋脉：湿邪常因地域环境潮湿而生，湿为阴邪，其性趋下有质，最易浸淫肢体皮肉筋脉。马莳注："言清湿地气之中人也，必从足始，故地之湿气，感则害人皮肉筋脉。"

二、诊治疾病取法于阴阳

【导读】

本段经文论述了阴阳学说在诊治中的应用。"从阴引阳，从阳引阴""以右治左，以左治右"的针刺原则，其理论依据为人是一个有机整体，经脉气血阴阳相互贯通。"以我知彼，以表知里""见微得过"的诊治原则，同样体现了《黄帝内经》在诊断和治疗学中的整体观念。

【原文】

故善用针者，从阴引阳，从阳引阴，以右治左，以左治右，以我知彼，以表知里，以观过与不及之理，见微得过，用之不殆。

【解析】

故善用针者：善于使用针刺方法治病的医生。

从阴引阳，从阳引阴：引，引经络之气，调节虚实。人身的阴阳气血内外上下交相贯通，通过调节相对一方经脉的虚实盛衰，使阴阳平衡。"**从阴引阳，从阳引阴**"的针刺原则，广泛应用于临床。如"**从阴引阳**"，取下部的穴位治上部的疾病（针涌泉可治厥阴头痛），取腹部的募穴治六腑的病（取大肠募穴天枢可治腹泻），取阴经的穴位治阳经的疾病（取内关治胃脘痛）；"**从阳阴引**"，取背俞穴治五脏的疾病（取肺俞治哮喘），取阳经的穴位治阴经的病（取胆经的阳陵泉，治肝郁气滞、胸胁疼痛，因肝胆相表里），取上部的穴位治下部的疾病（灸百会可治脱肛）。因为人身的经脉气血，是上下内外相互贯通的。《灵枢·终始》："病在上者下取之，病在下者高取之，病在头者取之足，病在足者取之腘"，《难经·六十七难》："阴病行阳，阳病行阴，故令募在阴，俞在阳"，说的都是这个道理。"**从阴引阳，从阳引阴**"，与"**阴病治阳，阳病治阴**"同义。后世引申为药物应用的治则治法，如阴中求阳、阳中求阴、气虚补血、血瘀行气、育阴潜阳、滋阴降火、引火归原、温阳散寒、脏病治腑、腑病治脏等，都是阴阳学说在治则治法中的具体应用。

以右治左，以左治右：取右边的穴位治左边的疾病，取左边的穴位治右边的疾病。因为三阴三阳经脉是左右交叉、相互贯通的。如口眼歪斜的病人，可先针患侧，后针健侧，比单针患侧效果好。扭伤、肩周炎也可取健侧进行治疗，并在针健侧时配合活动患侧。"**以右治左，以左治右**"的针刺原则，在《内经》中也称缪刺（即刺络）或巨刺（即经刺），现代针灸学称左右配穴。如麦粒肿初期、目赤肿痛，可用三棱针在对侧耳尖放血，为缪刺；风火牙痛，可用毫针泻对侧合谷，合谷为大肠经的合穴，其支脉入下齿，治下牙痛，为巨刺。

以我知彼，以表知里：我，医生。彼，病人。**以我知彼**，以医生的正常，测知病人的异常，即以常衡变。如医生给病人诊脉，先要调息，以医生正常的呼吸次数，测量病人脉的至数。**表**，外在表现。**里**，内在病变。**以表知里**，从外在表现，知晓内在的病变，即司外揣内。

以观过与不及之理：过，邪气偏盛、实证。**不及**，正气不足、虚证。**理**，道理、机理。通过"以我知彼，以表知里"的方法，来判断疾病虚实证候的机理。

见微得过，用之不殆：见，看见。**微**，病之初起，病情轻微。**得**，得道、知道。过，疾病的发展变化。看见疾病初起的轻微表现，就知道疾病的发展变化。**用**，运用。**殆**，危也。运用上述方法诊治疾病，就不会发生危险。

【导读】

下段经文论述了阴阳学说在诊法中的应用。望诊"审清浊""视喘息"，闻诊"听音声"，切诊"观权衡规矩""按尺寸，观浮沉滑涩"，各种诊法均以阴阳为纲，"察色按脉，先别阴阳"，为辨证论治的前提和依据。

【原文】

善诊者，察色按脉，先别阴阳；审清浊，而知部分；视喘息，听音声，而知所苦；观权衡规矩，而知病所主；按尺寸，观浮沉滑涩，而知病所生。以治无过，以诊则不失矣。

【解析】

善诊者，察色按脉，先别阴阳：诊，泛指四诊。色、脉均有阴阳之分，故色脉诊包括其他诊法，应先辨别阴阳的属性。善于诊察疾病的医生，望色切脉时首先要辨别阴阳。

审清浊，而知部分：清浊，望诊中面部颜色的清与浊。色清为阳，色浊为阴。**清**，面色明润光泽；**浊**，面色晦暗滞浊。**部分**，脏腑肢节在面部的五色分布。因五脏在面部有固定所属，五脏之色反映于面，各有其相应的部位。审察面色清浊，可测知疾病的阴阳属性和面部的五色分布。如眉间色白为肺病，鼻头色黄为脾病，两目间色赤为心病等。又如《金匮要略》："病人有气色见于面部……鼻头色青，腹中痛，苦冷者死；鼻头色微黑者，有水气；色黄者，胸上有寒；色白者，亡血也。设微赤非其时者，死。""色青为痛，色黑为劳，色赤为风，色黄者便难，色鲜明者有留饮。"《灵枢·五色》（图7-2）和《素问·刺热》（左颊为肝，右颊为肺，额为心，颏为肾，鼻为脾）对脏腑在面部的分布、具体部位有所不同，这既丰富了望诊内容，也是后世面部色诊的理论基础。

视喘息，听音声，而知所苦：视、听，望诊、闻诊。观察病人喘息时的形

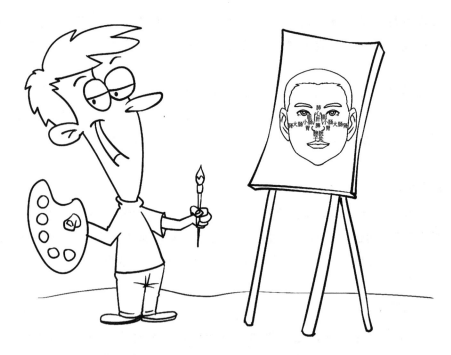

图 7-2 《灵枢·五色》面部色诊分部图

态和声音变化，可以知道疾病的痛苦所在。**苦**，病之痛苦。

观权衡规矩，而知病所主：权，秤砣、秤锤，比喻脉下沉。**衡**，秤杆，比喻脉浮。**规**，为圆之器，比喻脉弦。**矩**，为方之器，比喻脉洪。**权衡规矩**，泛指四时正常脉象。《素问·脉要精微论》中有"春应中规，夏应中矩，秋应中衡，冬应中权"。四时脉象与五脏相应，分别由五脏所主。诊四时脉象的变化，可测知疾病为何脏所主（表 7-1）。

表 7-1 四时脉象与五脏关系表

四时	春	夏	秋	冬	出处
脉象比喻	规	矩	衡	权	《素问·脉要精微论》
脉象	微弦	微钩	微毛	微石	《素问·平人气象论》
五脏	肝	心	肺	肾	—

按尺寸，观浮沉滑涩，而知病所生：尺，尺肤，肘横纹至腕横纹的肌肤。按尺肤的滑涩可知病之寒热、津液的盈亏。**寸**，寸口脉。《内经》切按寸口还未分寸、关、尺，到了《难经》才分。切按尺肤和寸口脉，观尺肤

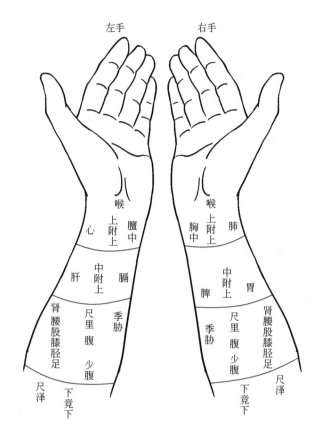

图 7-3 尺肤诊法

之滑涩，按寸口脉之浮沉，可知疾病发生的部位。此为尺脉合参诊法（图 7-3）。《内经》诊法中很重视尺肤诊，除《素问·平人气象论》等篇外，《灵枢·论疾诊尺》还有专篇论述："审其尺之缓急、小大、滑涩，肉之坚脆，而病形定矣。"

以治无过，以诊则不失矣：以，用。此句为互文，**以诊治则无过失**，用上面的方法诊治疾病，就不会出现过失。

【导读】

下段经文论述了治疗疾病以阴阳为纲。治病时先要辨别阴阳气血和邪正虚实，运用不同（祛邪扶正、补虚泻实、阴虚补精、阳虚温气和阳病治阴、阴病治阳等）的治疗法则，根据病邪部位的不同（在表、在里、在上、在下），分别选用不同（解表、涌吐、消导、攻下等）的治疗方法。

【原文】

故曰：病之始起也，可刺而已，其盛，可待衰而已。故因其轻而扬之，因其重而减之，因其衰而彰之。形不足者，温之以气；精不足者，补之以味。其高者，因而越之，其下者，引而竭之，中满者，写之于内；其有邪者，渍形以为汗；其在皮者，汗而发之；其慓悍者，按而收之；其实者，散而写之。审其阴阳，以别柔刚。阳病治阴，阴病治阳，定其血气，各守其乡，血实宜决之，气虚宜掣引之。

【解析】

病之始起也，可刺而已：刺，针刺。已，愈、止。病在初期，其邪入不深，邪气未盛，正气未伤，所以用针刺即可治愈。

其盛，可待衰而已：此指疟疾的治疗。《素问·疟论》："夫疟者之寒，汤火不能温也，及其热，冰水不能寒也……当此之时，良工不能止，必须（待）其自衰乃刺之。"**盛、衰**，指病势而言。**已**，愈、止。**可待衰而已**：①可待病势稍退，再用针刺可愈。因病势盛时，邪正交争，难舍难分，用针刺直接攻邪恐伤正气，可待病势稍退再用针刺可愈。《内经》中有关待病势衰而治的记载较多，如《灵枢·逆顺》："兵法曰：无迎逢逢之气，无击堂堂之阵。刺法曰：无刺熇熇之热，无刺漉漉之汗，无刺浑浑之脉……方其盛也，勿敢毁伤，刺其已衰，事必大昌。"逢逢之气，旺盛的士气。堂堂之阵，排列整齐的队伍。熇熇，音 hè，热盛貌。漉漉，汗大出的状态。浑浑，形容脉象混乱。方，正在。事必大昌，治疗一定取效。《内经》很多文章形成在战国时期，它吸收了好的兵家之法，引用了《孙子兵法》中的军事思想，即避免损伤正气，体现了《内经》重视正气的学术思想。但在临床具体运用时，应辩证地对待出现的危急病证，掌握并抓住好时机，准确运用"可待衰"这个急症治则，不可一味消极等待病势衰退，以免贻误病机而无法挽回。如外伤大出血、卒中昏厥，应立即止血、救厥以挽救生命，遵循急症急则治其标、缓则治其本的治疗原则，解决矛盾的主要方面。②有人认为这属针刺的留针法。张志聪注："其病甚者，勿去其针，待其衰而后已。"即邪气盛者，刺入留针，待邪势缓后方可出针。这种留针之法，也为后世所习用。如痛证刺入留针，疼痛缓解后再出针。

故因其轻而扬之，因其重而减之，因其衰而彰之：因，凭借、根据之义。**轻、重、衰**，指邪气而言。**扬、减、彰**，指治疗方法。**轻**，病邪轻浅。**扬之**，宣扬发散之法。**因其轻而扬之**，对邪气轻浅的病证，宜用宣扬发散法，以祛除邪气。宣扬发散法，指具有向上向下作用的治法，如解表法、宣肺法、透疹法、涌吐法等。**重**，病邪深重。**减**，泻也。**减之**，逐步减轻之法。**因其重而减之**，对邪气深重的病证，宜用逐渐削减的方法，泻其邪气。**衰**，衰弱，指邪气衰退，正气衰弱、受损。**彰之**，彰扬，这里指补益之法。**因其衰而彰之**，对邪去正虚的病证，宜用补益法使其强壮。此三句为排比句，是对虚实病证运用扶正祛邪法则的概括。

  形不足者，温之以气；精不足者，补之以味：这两句是对阴阳虚证治以彰之之法（补益法）的说明。形与精比较，形为阳，精为阴；气与味比较，气为阳，味为阴。形不足为阳虚，阳虚不能充养形体，所以形不足。阳气虚、形体衰弱的病人，用气厚的药食温补。因形属阳，气厚的药食属阳中之阳，同气相求。精不足为阴虚，阴虚则精血不足。精血不足、阴虚的病人，用味厚的药食滋补。因阴精属阴，味厚的药食为阴中之阴，同气相求。

  此条经文联系前文时需注意：①前文说"**味归形**""**气归精**"，此又说"**形不足者，温之以气；精不足者，补之以味**"，是否矛盾？不矛盾。"**味归形**""**气归精**"为互文，"**气味归精形**"，即药食气味既能养精，又能养形。另外，如果说"**形不足者，补之以味；精不足者，温之以气**"是否可以？不可以。"**形不足者**"为阳虚，而药食之气属阳，同则相从，形不足、阳虚的人只能用气厚的药食温补；"**精不足者**"为阴虚，而药食之味属阴，同则相从，精不足、阴虚的人只能用味厚的药食滋补。②"**形不足者，温之以气**"，前文说气"**厚则发热**"，那么"**形不足者**"，用气厚的药食温补，是否会发热？"**精不足者，补之以味**"，前文说"**味厚则泄**"，那么"**精不足者**"，用味厚的药食滋补，是否会泄泻？不会。发热、泄泻是指正常人或药食气味太过出现的情况，而"**形不足**""**精不足**"者用之，是使其阴阳平衡，所以不会发热、泄泻。

  其高者，因而越之，其下者，引而竭之，中满者，写之于内：此论病位在人体上、中、下部的不同治法。高，上焦，胸膈以上。**其高者**，指病邪在胸膈以上，如痰涎壅塞于胸膈之类的病证。**越之**，指升散、涌吐法，与《素问·至真要大论》"上之下之"中的"上之"之法相同。即病邪在上焦时，就用升散、涌吐的方法，使邪从上部发越。**下**，下焦，肚脐以下。**引**，引导。**竭**，尽也。**竭之**，涤荡、疏利，使邪尽去的方法，如利小便或通大便、下焦蓄血的破血逐瘀，都是引而竭之的方法。即病邪在下焦时，就用涤荡、疏利的方法，使邪从下部排除。**中**，中焦。**中满**，中焦痞满坚实的病证。**写**，泻。**泻之**，消散、消导的方法。邪不在高则不可越，邪不在下则不可引而竭，而应当泻之于内，消其坚满。如饮食停滞的胃脘胀满之证，用保和丸。《伤寒论》中的心下痞用泻心汤。即中焦痞满坚实的病证，应从内部消散病邪。张仲景在"**中满者，写之**

于内"的启示下，认为"**中满**"的心下痞证，为热邪陷胃，阻碍气机，升降失司所引起，并以兼证不同创制了五个泻心汤（半夏泻心汤、大黄黄连泻心汤、附子泻心汤、生姜泻心汤、甘草泻心汤）。这三种（病邪在上、中、下）治法，体现了《内经》治疗学中因势利导的治疗思想，即顺其病势病位，引邪外出。

其有邪者，渍形以为汗：**有邪**，有邪在表。**渍**，水浸也。张志聪注："渍，浸也。古者用汤液浸渍取汗，以去其邪。"邪在体表的病人，用汤液浸渍形体以取汗。汤液，指热水、药液。浸渍，指熏蒸、浸浴。取汗以搜邪祛邪。古代还用此法美容护肤。

其在皮者，汗而发之：**其在皮**，邪在皮毛。**汗而发之**，取汗而散发其邪。邪在皮毛的病人，就用发汗的方法散发邪气。

"**其有邪者，渍形以为汗**"，为邪在肌肤经络筋骨，属外治法；"**其在皮者，汗而发之**"，为邪在皮毛，属内治法。两条经文同为邪在体表，治法却有"**渍形**"与"**发汗**"的不同，这是由外邪所在部位所决定的。邪在肌肤经络筋骨，病邪渐深，治宜渍形取汗、搜邪祛邪的外治法；邪在皮毛，病邪轻浅，治宜发汗解表的内治法。同为邪在体表，但仍有部位浅深的差别。前者"**渍形**"稍深，后者"**发汗**"稍浅。所以，两者发汗程度有轻重的不同，治法也有内外之别。

其慓悍者，按而收之：**慓悍**，邪气急猛、急暴。**按**，审察。**收**，收敛、制伏。对邪气急暴的病证，应迅速审察病情，并采取措施制伏病邪。制伏的方法很多，如汗出不止者，应敛汗；泻利不止者，应固涩；卒中昏厥者，针刺救厥；疼痛不止者，针刺、按摩止痛等。掌握了这一法则，有助于指导对急症的处理。临床上遇到急暴病证，当本着"急则治其标"的原则，首先控制病情，缓解其病势，然后再针对病机进行治疗。本条与"**其盛，可待衰而已**"，共同成为急暴病证的治疗原则。临床上或者急则治其标，或者待病势衰减后再进行治疗，应本着具体问题具体分析的原则。

其实者，散而写之：指实证有表里之分，表实宜散，里实宜泻。**实**，实证，邪气盛则实。**散**，发散的方法。**写**，泻。**泻之**，攻泻之法，包括清热泻火、通利攻下、活血祛瘀、消积导滞等多种祛邪的方法。"**其实者，散而写之**"，是对实证治则的概括。

审其阴阳，以别柔刚：**审**，审察。**审其阴阳**，审察阴阳的属性。**别**，辨别。**柔刚**，柔属阴，刚属阳，即阴阳之意。以方剂言，滋补之剂为柔，攻邪之剂为刚；以治法言，补法为柔，泻法为刚。审察疾病的阴阳属性，分别运用攻、补之法。

阳病治阴，阴病治阳：指从阳引阴、从阴引阳、阳中求阴、阴中求阳、温阳以散寒、滋阴以清热等多种治法，即从疾病相对应的一方求本施治。**阳病治阴**，由阴虚导致的阳盛，治其阴虚，即滋阴制阳。如眩晕证兼见盗汗、耳鸣耳聋、腰膝酸软，属阴虚阳亢，治宜滋阴制阳，即王冰"壮水之主，以制阳光"。**阴病治阳**，由阳虚导致的阴盛，治其阳虚，即温阳散寒。如太阴病证见下利不渴、腹满、腹痛、肢冷等，为中阳不足所致的阴寒偏盛，应温补中阳，治宜温中散寒、补气健脾，用理中汤，即王冰"益火之源，以消阴翳"。张介宾注："阳胜者阴必病，阴胜者阳必病。如《至真要大论》曰：诸寒之而热者取之阴，热之而寒者取之阳。启玄子（王冰）曰：壮水之主，以制阳光；益火之源，以消阴翳，皆阳病治阴，阴病治阳之道也。"

定其血气，各守其乡：定，确定。**血气**，凡指部位，即气血、经络、脏腑、皮肉筋骨。**定其血气**，指治病当确定病位。确定病位在气在血、在经在络、在脏在腑、在筋在骨，才能正确施治。高世栻注："定其血气，定其病之在血在气也。"**各守其乡**，各守其位，不要让疾病进一步发展。**乡**，病位。吴昆注："使之各守其位，不得出位乘侮也。"

血实宜决之，气虚宜掣引之：血实，瘀血的病证，**决**，疏通。**决之**，疏通之法，即放血、破血、逐瘀等法，包括刺络、砭石放血、药物活血祛瘀等。**血实宜决之**，对瘀血实证，治宜采用活血祛瘀、放血泻邪的方法。"**血实宜决之**"在《素问》多篇中都有具体论述，如《三部九候论》《脏气法时论》《血气形志》《疟论》《刺疟》等，原指一种放血疗法（如皮部络脉瘀血，用刺络放血的方法），目前临床应用已不多见。但"**血实宜决之**"这一原则却一直指导临床，如"活血化瘀"法，即根源于此。**掣**：①《甲乙经》《太素》作掣，音 chè，牵也。**掣引**，牵引，在此指升提补气的方法。张介宾注："气虚者……故当挽回其气而引之使复也，如上气虚者，升而举之；下气虚者，纳而归之；中气虚者，温而补之，是皆掣引之义。"即上气虚、中气虚、下气虚均可用升提补气的方法。②导，音 dǎo。**掣引**，导引，健身的方法，可使气血运行调畅，与现代气功相似。王冰注："导引则气行条畅。"

素问·至真要大论（节选）

一、正治法

【导读】

正治法是逆其病象而治的常规治法。"逆者正治"，选用药物的属性与疾病的性质相反，适于病情轻浅、单纯无假象的病证，即"微者逆之"，如寒者热之、热者寒之、坚者削之、客者除之、劳者温之、结者散之、留者攻之、燥者濡之、急者缓之、散者收之、损者温之、逸者行之、惊者平之等均为正治法。

【原文】

寒者热之，热者寒之，微者逆之，甚者从之，坚者削之，客者除之，劳者温之，结者散之，留者攻之，燥者濡之，急者缓之，散者收之，损者温之，逸者行之，惊者平之，上之下之，摩之浴之，薄之劫之，开之发之，适事为故。

【解析】

寒者热之，热者寒之：寒病用热药，热病用寒药，为正常治法。

微者逆之，甚者从之：微者逆之，是对正治法、逆治法的概括总结。对病势轻浅、病情单纯、疾病表象与病机一致的，逆其病象而治。**甚者从之**，是对反治法、从治法的概括总结。对病势急，病情深重、复杂，疾病表象与病机不完全一致的，顺从与病机不一致的表象而治。

坚者削之：坚，坚硬的积块。**削**，削伐。体内有坚硬的积块，如癥瘕、积聚等，要用克伐推荡、活血化瘀等削伐的药物治疗。如治积块用削坚丸，治疟母用鳖甲煎丸之类。

客者除之：客，侵犯。对侵犯人体的外邪，用驱除病邪的方法治疗。如羌活胜湿汤治风寒湿痹，属邪客于表的解表发汗法。

劳者温之：虚劳一类病证，用温补法治疗。如《金匮要略》虚劳篇用甘温扶阳法治虚劳病，补中益气汤治劳倦伤脾的病证。

结者散之：结，气、血、痰、火郁结。对郁结的病证，宜用消散的方法治疗。如气滞者治以行气导滞的越鞠丸，痰气郁结的梅核气治以半夏厚朴汤，血瘀者治以活血化瘀法等。

留者攻之：留，留滞不行。对留饮、蓄血、停食、便闭等病证，用攻逐泻下法治疗。如燥屎结于肠道，宜用承气汤类泻下通便；留饮用十枣汤逐饮；蓄血用抵挡汤破血；停食用保和丸消导。

燥者濡之：对体内外津液不足所致的干燥病证，用生津润燥法治疗。如阴虚肺燥的干咳，用清燥救肺汤；肠燥便秘用麻子仁丸。

急者缓之：对筋脉拘急痉挛一类病证，用舒缓解痉法治疗。如芍药甘草汤治脚挛急。

散者收之：对精气耗散，失于固摄和约束的病证，用收敛固涩法治疗。如自汗、盗汗用牡蛎散敛汗；遗精滑泄用金锁固精丸固摄精液。

损者温之：损，气血阴阳虚损。虚损一类病证，用温养补益法治疗。如人参养荣丸治精气虚证。

逸者行之：由过度安逸导致气血壅滞，运行迟缓的一类病证，治宜行气活血法。

惊者平之：平之，①镇静安神之法。对惊悸不安一类病证，用镇静安神法治疗。如朱砂安神丸治失眠怔忡（chōng）。②平常、习以为常之法。对因声响、画面受惊之人，用习见习闻习以为常之法，逐渐提高适应能力，使疾病渐愈。可互参。

上之下之：指向上、向下的方法，即上者上之、下者下之。病邪在人体上部，用涌吐法使之上越，如膈上痰涎证用瓜蒂散治疗，《素问·阴阳应象大论》："其高者，因而越之。"病邪在人体下部，用导下、攻下法使之下夺，如阳明腑实治以大承气汤，太阳蓄水治以十枣汤，膀胱气化不利治以五苓散，《素问·阴阳应象大论》："其下者，引而竭之。"

摩之浴之：摩之，按摩法。浴之，汤液浸渍洗浴的方法。对肢体拘挛疼痛或邪在表者，用按摩法。对邪在皮毛筋骨经络者，用汤液浸渍洗浴的方法治疗，即《素问·阴阳应象大论》："其有邪者，渍形以为汗。"

薄之劫之：薄，侵蚀，一点一点去除。薄之，用具有侵蚀作用的方药治病。病邪结聚日久，难以骤攻者，用侵蚀法，逐渐消去病邪，如后世称外用膏药为"薄贴"。劫之，以作用峻猛的方药劫夺邪气的方法。对正盛邪实、病势较急的病证，用峻猛的药物劫夺其病邪，如截疟七宝饮治疟疾之类、泻下推荡之类。

开之发之：开，开泄。对病邪郁遏导致气机不宣的病证，用开泄法以宣通里闭。如邪在少阳未解，实热郁结阳明者，用大柴胡汤开通里闭。发，发散。对六淫邪气客于表的病证，用发散法治疗。如风寒客表治以麻黄汤类，麻疹不透治以升麻葛根汤类。

适事为故：适，适应。事，病情。故，法则、标准。上述这些治则治法都应以适应病情为标准。

二、反治法

【导读】

反治法是顺从疾病假象而治的非常规治法。"从者反治",适于病势较重、病情复杂出现假象的病证,即"甚者从之",如热因热用、寒因寒用、塞因塞用、通因通用均为反治法。选用药物的属性与疾病的本质仍然是相反的,所以无论正治法、反治法,都是针对疾病的本质而治,符合"治病求本"的原则。

【原文】

帝曰:何谓逆从?岐伯曰:逆者正治,从者反治,从少从多,观其事也。帝曰:反治何谓?岐伯曰:热因寒用,寒因热用,塞因塞用,通因通用,必伏其所主,而先其所因,其始则同,其终则异,可使破积,可使溃坚,可使气和,可使必已。帝曰:善。气调而得者何如?岐伯曰:逆之从之,逆而从之,从而逆之,疏气令调,则其道也。

【解析】

帝曰:何谓逆从?岐伯曰:逆者正治,从者反治,从少从多,观其事也: 什么叫逆治法、从治法?逆治法就是正治法,从治法就是反治法,从治法所用药物的多少,要视病情而定。张介宾注:"以寒治热,以热治寒,逆其病者,谓之正治。以寒治寒,以热治热,从其病者,谓之反治。"

帝曰:反治何谓?岐伯曰:热因寒用,寒因热用: 反治法是怎样的?**热因寒用,寒因热用**,是回答"反治何谓?",又据下文"塞因塞用,通因通用"之例,疑为"热因热用,寒因寒用"之误,当从。即以热药治疗真寒假热证,用寒药治疗真热假寒证。

塞因塞用,通因通用: 运用补益固涩的方药,治疗正虚所致的胀满闭塞不畅病证。运用通利泻下的方药,治疗结实下利病证。

必伏其所主,而先其所因: 治病必须治疗疾病的本质,因而要先探求疾病的原因。**伏**,制伏。**主**,疾病的本质。**因**,病因。张介宾注:"必伏其所主者,制病之本也。先其所因者,求病之由也。"

其始则同,其终则异: 以热药治假热、寒药治假寒,开始用药与疾病假象相同；最终假象消失真象显现，则用药与病象相反。高世栻注："热治热，寒治寒，塞治塞，通治通，是其始则同。热者寒，寒者热，塞者通，通者塞，是其终则异。"

可使破积，可使溃坚，可使气和，可使必已：经过治疗，可以破除积滞，可以消散坚块，可使气机调和，可使疾病痊愈。

帝曰：善。气调而得者何如？岐伯曰：逆之从之，逆而从之，从而逆之，疏气令调，则其道也：气机调和又得病者如何治疗呢？或用逆治法或用从治法，或先用逆治法后用从治法，或先用从治法后用逆治法，将气机疏通使之调和，就是治疗的法则。

三、虚寒虚热证治法

【导读】

本段经文论述了虚寒虚热证的治法。虚热证应滋阴以配阳，"寒之而热者取之阴"，此热非阳之有余，乃真阴不足，阴不制阳所致。因用苦寒泻热，化燥伤阴，故"寒之而热"。虚寒证应壮阳以配阴，"热之而寒者取之阳"，此寒非阴之有余，乃真阳不足，阳不制阴所致。因用辛热散寒，耗气伤阳，故"热之而寒"。

【原文】

帝曰：论言治寒以热，治热以寒，而方士不能废绳墨而更其道也。有病热者寒之而热，有病寒者热之而寒，二者皆在，新病复起，奈何治？岐伯曰：诸寒之而热者取之阴，热之而寒者取之阳，所谓求其属也。

【解析】

帝曰：论言治寒以热，治热以寒，而方士不能废绳墨而更其道也：论言，古代医经上说。**方士**，医生。**绳墨**，本指木工制作木器用的墨线，此喻规则、标准。**更**，变更、更改。**道**，方法、规律。医经上说治寒病用热药，治热病用寒药，而医生墨守成规，不能变更这一法则。

有病热者寒之而热，有病寒者热之而寒，二者皆在，新病复起，奈何治？：二者，治疗前的热病与寒病。复，又。有些热病用寒性药后更热，有些寒病用热性药后更寒，治疗前的热病与寒病依然存在，却又引起了新的病证，该怎么治呢？

岐伯曰：诸寒之而热者取之阴：诸，屡次。屡次用寒性药治疗热病，而热势不减的应当治其阴虚。因为此热为阴虚发热，故当用补阴法治疗，滋阴清热。王冰注："壮水之主，以制阳光。"

热之而寒者取之阳：屡次用热性药治疗寒病，而寒象不消的应当治其阳虚。因为此寒为阳虚生寒，故当用补阳法治疗，温阳散寒。王冰注："益火之源，以消阴翳。"

所谓求其属也：求，推求。**属**，本、本质属性。**求其属**，推求疾病的本质属性。王冰注："益火之源，以消阴翳；壮水之主，以制阳光，故曰求其属也。"认为火之源、水之主，即阳虚、阴虚是此病的本质属性。张介宾注："求其所谓源与主者，即所谓求其属也。"认同王冰所说的源与主为此病的本质属性。这就是推求疾病本质属性（属于阳虚、阴虚）的治法。

参 考 文 献

[1] 唐·王冰. 黄帝内经素问. 北京：人民卫生出版社，1979.
[2] 明·马莳. 黄帝内经素问注证发微. 北京：人民卫生出版社，1998.
[3] 明·马莳. 黄帝内经灵枢注证发微. 北京：人民卫生出版社，1994.
[4] 明·吴昆. 黄帝内经素问吴注. 济南：山东科学技术出版社，1986.
[5] 明·张介宾. 类经. 北京：人民卫生出版社，1965.
[6] 清·张志聪. 黄帝内经素问集注. 上海：上海科学技术出版社，1991.
[7] 清·张志聪. 黄帝内经灵枢集注. 上海：上海卫生出版社，1987.
[8] 清·高世栻. 素问直解. 北京：科学技术文献出版社，1982.
[9] 清·姚止庵. 素问经注节解. 北京：人民卫生出版社，1963.
[10] ［日］丹波元简. 素问识. 灵枢识. 上海：上海科学技术出版社，1959.
[11] ［日］丹波元坚. 素问绍识. 北京：人民卫生出版社，1956.
[12] 郭霭春. 黄帝内经校注语译. 天津：天津科技出版社，1981.
[13] 程士德. 内经讲义. 上海：上海科学技术出版社，1984.
[14] 程士德. 高等中医院校教学参考丛书——内经. 北京：人民卫生出版社，1987.
[15] 王洪图. 黄帝内经研究大成. 北京：北京出版社，1997.
[16] 王洪图. 内经选读. 上海：上海科学技术出版社，1997.
[17] 王洪图. 中医药学高级丛书——内经. 北京：人民卫生出版社，2000.
[18] 王庆其. 内经选读. 北京：中国中医药出版社，2003.
[19] 烟建华. 《内经》学术精粹析要. 北京：人民军医出版社，2006.